スッキリわかる！books

The Most Intelligible Guide of Immunity.

負けないからだをつくる

新しい免疫力の教科書

根来秀行
Hideyuki Negoro

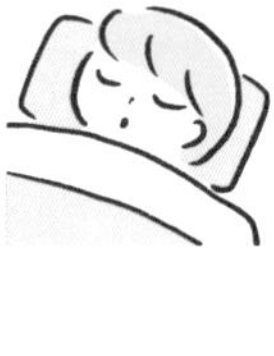

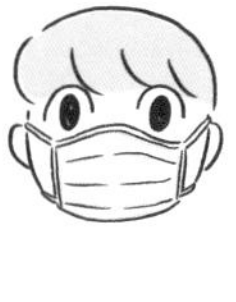

朝日新聞出版

Prologue

新型コロナウイルス感染症が世界中に広まってから1年以上が経過しましたが、まだ世界的にはさらなる広がりを見せており、収まる兆候が見えません。感染、重症化を防ぐ決め手となる特効薬やワクチンは、世界中で開発中の段階です。

そのようななかで感染や重症化予防に最も役立つのは、そもそも私たちの体に備わっている「免疫」です。免疫は、病原体や毒素、異物の体内への侵入や広がりを防ぐメカニズムですが、生まれつき体に備わっている自然免疫と、生後に感染症にかかることで獲得する獲得免疫があります。これらの免疫の総合力が外敵より強ければ、感染や重症化を防ぐことができるのです。しかし、現代的な生活をしている人の多くは、この免疫の機能が低下しています。免疫は体内時計や自律神経、ホルモンに大きく影響を受けます。ストレスが多く、仕事中もプライベートの時間もスマホやパソコンから離れられない生活をしていると、自然に生活習慣が乱れ、体内時計や自律神経、ホルモンという体の制御システムが悪化し、免疫機能の低下につながります。実際、私が診察している患者さんには、コロナ禍のストレスフルな日常のなかで自律神経のバランスを崩し、睡眠の質も低下し、結果的に体調を崩してしまうパターンの方がとても増えています。最近、ハーバード大学の研究で、不眠傾向がある場合や仕事で極度の疲労がある人は、新型コロナウイルス感染と重症化・後遺症のリスクが高まることがわかりました。

免疫について正しく知り、免疫を支える体内時計、自律神経、ホルモンという体の制御システムについて理解を深めたうえで、それらを日常の生活習慣のなかに活かすことによって、私たちの誰にも備わっている免疫機能を自然に高めることができるのです。

本書では、免疫についてわかりやすく説明し、同時に、私たちの体に備わっている体内時計や自律神経、ホルモンなど体の制御システム、それらが制御する毛細血管、細胞呼吸についても、最新・最先端の研究結果に基づき詳しく解説します。さらには、そこで理解した知識を今すぐ日常生活で活かすためのノウハウを、丁寧に紹介します。本書を十二分に役立て、免疫というものを理解し、その力を思いきり活用していただきたいです。それによって、新型コロナウイルスをはじめ、さまざまな感染症や疾病から体を守り、健やかな日常をとり戻していただきたいと思います。

２０２１年４月　根来秀行

ウイルス感染のカギを握るのは、毛細血管

新型コロナウイルスによって重症化した人の
基礎疾患別死亡率

1位	腎機能障害	44.0%
2位	心疾患	40.5%
3位	脳血管障害	39.5%
4位	慢性肺疾患	30.4%

出典：国立国際医療研究センター（2020年9月公表）

新型コロナ
ウイルス感染症で、
重症化のリスクと
なる基礎疾患

- 慢性閉塞性肺疾患（COPD）
- 慢性腎臓病
- 糖尿病
- 高血圧
- 心血管疾患

30歳代と比較した場合の各年代の、
新型コロナウイルスによる重症化率

10歳未満	0.5倍	50歳代	10倍
10歳代	0.2倍	60歳代	25倍
20歳代	0.3倍	70歳代	47倍
30歳代	1倍	80歳代	71倍
40歳代	4倍	90歳以上	78倍

参考：厚生労働省「（2021年2月時点）新型コロナウイルス感染症の"いま"に関する11の知識」

ここにあがっている疾患はどれも、毛細血管を劣化させる。また、60歳代以上の毛細血管は20歳代のころよりも4割以上減少するとのデータがある。毛細血管が健康でないと、免疫細胞をしかるべき場所に運びにくくなることから、上記の基礎疾患や加齢などによって毛細血管が健康的でない状態にあるほど、重症化につながりやすいと考えられる。

新型コロナウイルスとの長引く闘いにおいては、体に備わった免疫機能への関心が高まっています。これは誰もが持つ機能ですが、感染症に打ち勝つための強さは人によって異なります。

実際、感染して重症化し50代で亡くなる人もいれば、70代で感染しても無症状という人もいます。免疫機能を低下させる一因に加齢がありますが、これにも個人差があるようです。では、違いはどこにあるのでしょうか。

ここで注目したいのが、毛細血管です。新型コロナウイルスによって重症化した人には、腎機能障害、心疾患、脳血管障害、慢性肺疾患と、毛細血管に関係

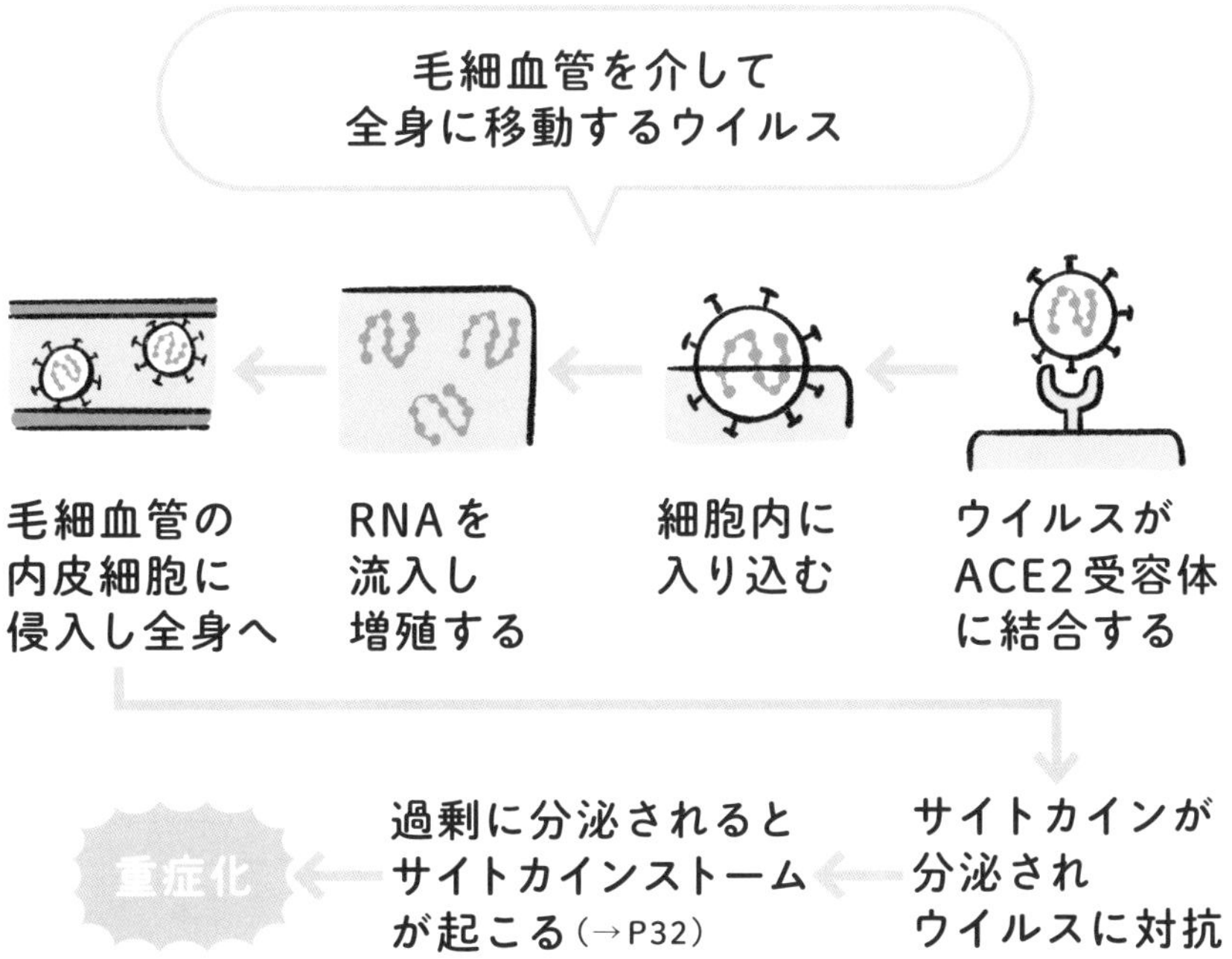

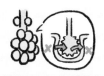

例えばウイルス性肺炎

肺胞をとり囲む毛細血管が炎症を起こして機能低下し、酸素と二酸化炭素の交換（ガス交換）ができなくなる。

memo

体のあちこちに血栓ができることも

新型コロナウイルスでは、全身の血管内に血液の塊ができ、毛細血管が詰まって炎症を引き起こすこともわかっている。この場合、手足の先が赤くなったり、しびれを起こしたりと、川崎病のような症状が出る。

する病気を患っている人が多いことがわかっています。

　毛細血管は、ウイルスと闘う免疫細胞を全身に運ぶ重要な経路です。基礎疾患によってこれが弱っていると、免疫細胞が必要な場所へ運ばれず、ウイルスの活動を許すことになります。また、体の細胞に入り込んだウイルスは大量に増殖して全身に拡散しますが、その際、毛細血管にもとりついて打撃を加え、弱い血管を傷つけます。血管を修復する過程では血栓ができやすく、修復機能の異常により重症化を招くケースもあります。

　ここまでの進行を防ぐためにも、毛細血管の健康が重要なのです。

後遺症について

新型コロナウイルス感染による主な後遺症

集中力の低下
毛細血管にウイルスがとりつくことで炎症が起き、脳細胞に十分な酸素や栄養素が届かなくなって脳細胞が傷つくため、起こる。ほかに記憶力の低下なども報告されている。

せき、息苦しさ
肺胞をとりまく毛細血管がダメージを受け、間質性肺炎を起こす。検査で陰性になってからも、呼吸器機能の障害は長期にわたって続くことがある。

倦怠感
全身の毛細血管にウイルスがとりつくため、熱が出ていなくても体のだるさが続く。無理に動こうとすると、症状がさらに悪化する場合もある。

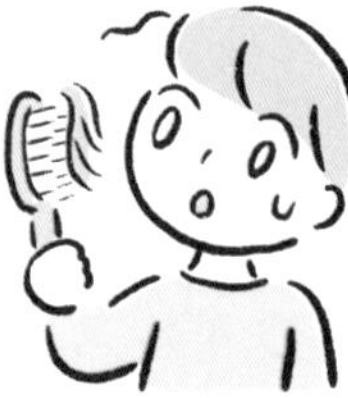

脱毛
髪をとかしたときや洗っているときに大量に抜ける現象が、年齢・性別を問わず報告されている。メカニズムは未解明だが、毛母細胞周辺の毛細血管の機能低下が見られる。

味覚・嗅覚障害
味やにおいを感じるための神経のまわりにある細胞が、ウイルスの影響によって機能低下を起こすことなどが原因とされる。

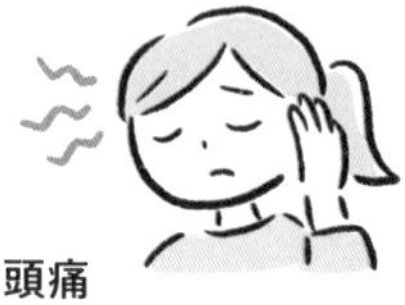

頭痛
多く報告されている症状の一つ。鎮痛剤で緩和はできても、痛みの原因が解明できていないため根本的な治療法はまだない。

memo

後遺症はいつまで続くのか
症状によって、その発症期間や持続期間は異なることがわかっている。これまでの報告例では、倦怠感などは3～6カ月、呼吸困難などは2～3カ月とされる。

２０２１年２月に報告された国立国際医療研究センターの調査結果によると、新型コロナウイルス感染症患者（回復者）のおよそ76％に、何かしらの後遺症が表れたといいます。

また、感染症自体の症状が軽くても、そして若い人でも、後遺症は発生することが指摘されています。感染時には症状が出なかったのに、３～４カ月が経過してから後遺症に悩まされるようになったケースもあります。

P4で、毛細血管が弱っていると感染しやすいことを紹介しましたが、後遺症の起こりやすさもまた、毛細血管の状態に左右されることがわかっています。

メンタルと免疫機能

コロナうつになる

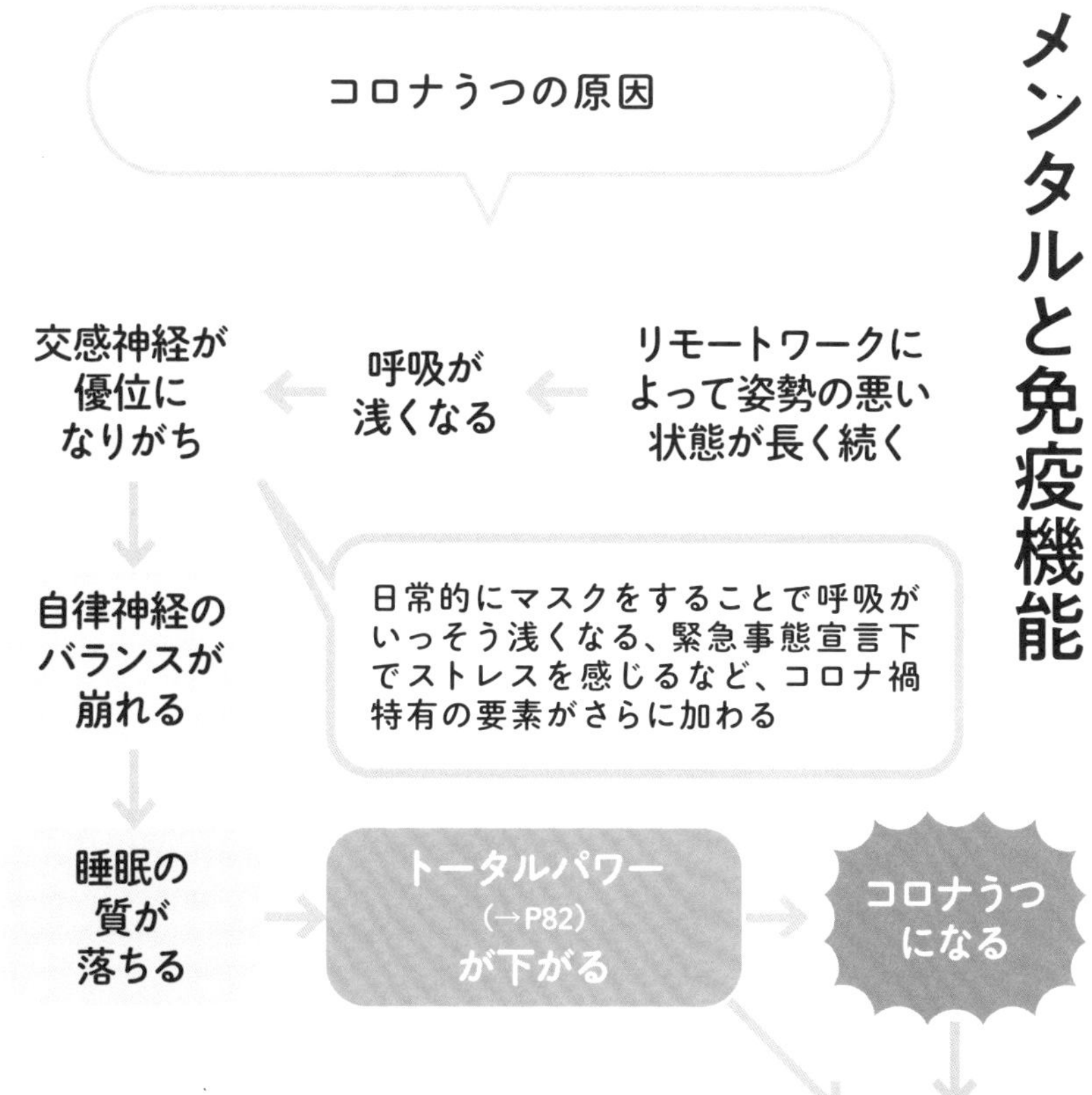
免疫機能の低下につながる

リモートワークでは特に、一日の生活リズムにメリハリをつけにくい。適宜、食事や休憩を挟んでリラックスすることが重要で、これが心身の健康に大きく関わってくる。交感神経など不調に関する体の仕組みはPart2で、不調の改善・予防につながるおすすめの習慣はPart3で、それぞれ紹介する。

ウイルス感染の有無にかかわらず生じる、「コロナうつ」と呼ばれる精神的な不調も報告されています。代表的な症状は、ゆううつ感、やる気が出ない、イライラなど。また、睡眠障害や食欲不振、動悸といった身体的な症状が出る場合もあります。

コロナうつの原因
リモートワークによって姿勢の悪い状態が長く続く
呼吸が浅くなる
交感神経が優位になりがち
日常的にマスクをすることで呼吸がいっそう浅くなる、緊急事態宣言下でストレスを感じるなど、コロナ禍特有の要素がさらに加わる
自律神経のバランスが崩れる
睡眠の質が落ちる

(→P82)

一因として、リモートワークをきっかけに自律神経のバランスが崩れ、トータルパワーが下がることが考えられます。交感神経ばかりが優位になるうえ、人との交流の減少、感染症への不安などメンタルを弱らせる要素も加わって悪循環が生まれ、睡眠の状態も悪化。免疫機能も低下していきます。

変異株って、何？

RNAウイルスの設計図

突然変異は、ウイルスが細胞内に侵入するときに使うスパイクたんぱく質の遺伝子にも発生しうる。RNAのアミノ酸配列のうちの1つがコピーミスを起こした結果、異なるアミノ酸配列としてコピーされることで、出現。

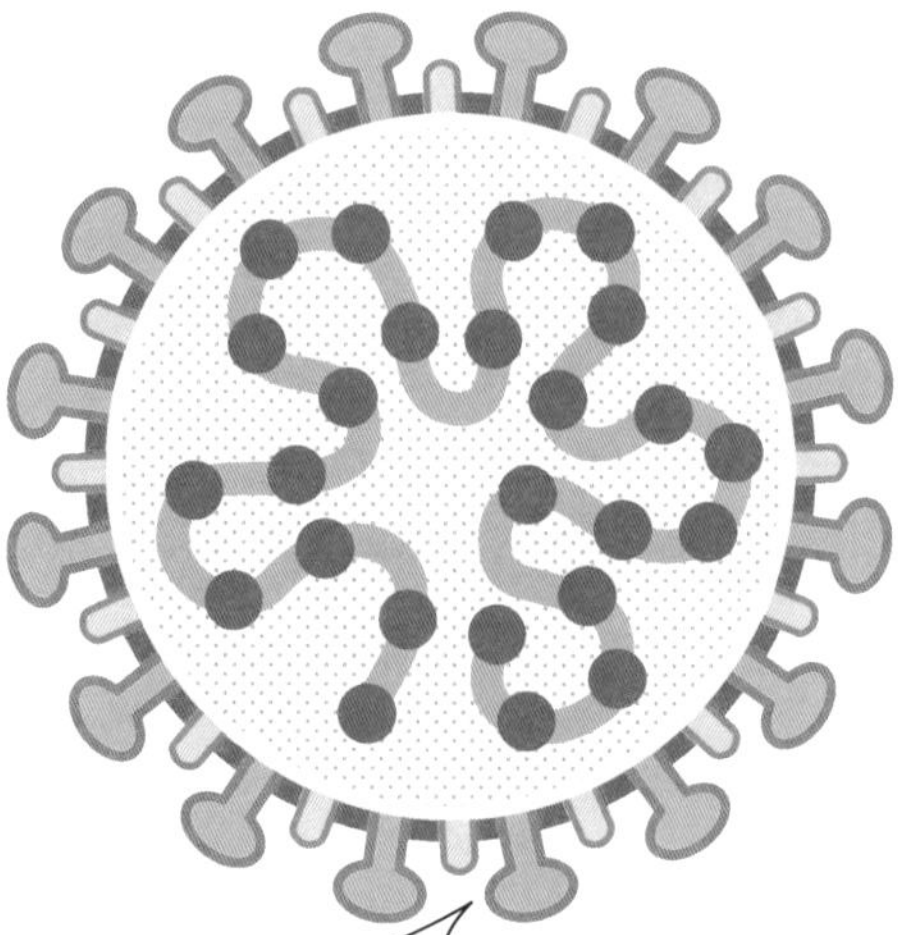

ORF1a　ORF1ab　スパイクたんぱく質

設計図がコピーされる際、ここの部分にエラーが起き、どんどん形を変えていく

新型コロナウイルスは、世界各地で次々に新たな変異株が発生していることから、対応をさらに難しくさせています。

２０２１年3月時点で、日本国内において感染が確認されている変異株は、英国型、ブラジル型、南アフリカ型、フィリピン型。これらは、感染力や毒性、ワクチンの効果などにおいて、もともとの新型コロナウイルスとは異なる部分があるため、警戒が必要です。

そもそも生物は皆、遺伝によって自身の性質を子孫に伝えています。しかし、まれに突然変異が起こることがあります。これは、性質を伝える遺伝子に読

memo

変異株が出るたびにワクチンを開発する必要性も

新型コロナウイルスのワクチンは複数の種類が実用化されているが、どれも従来型のスパイクたんぱく質に作用する抗体をつくり出すものであり、変異株のスパイクたんぱく質には効果がない、あるいは効果が低下するのではと懸念されている。そのため、変異株が出現するたびに、それに応じたワクチンを開発し、接種する必要性が出てくることも考えられる。

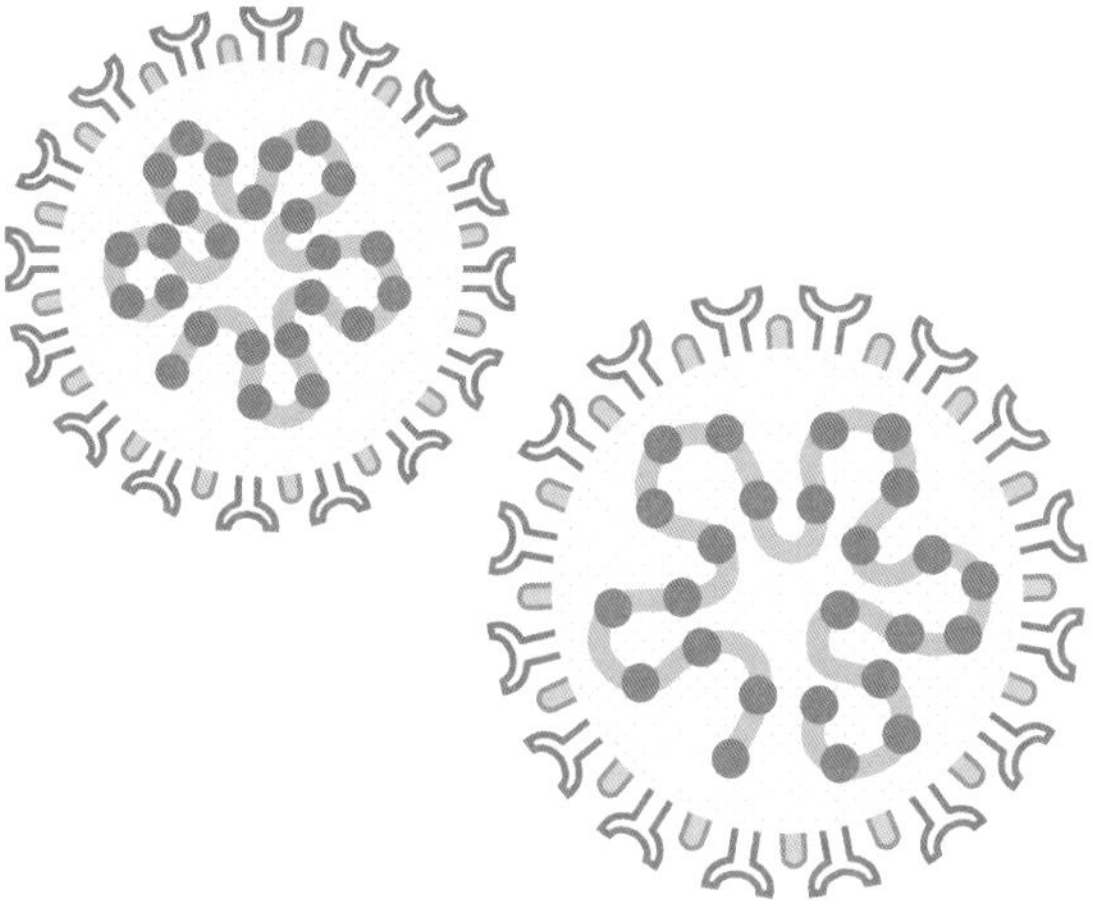

変異株は、従来のものより感染力が強いとされる。また、一度感染して抗体を持っていても、それは変異したウイルスには効果がない場合がある。抗体は、ウイルスのスパイクの部分にとりついて効果を発揮するため、スパイクの形が変わった変異株には対応できないことが理由。

変異株となる

み違えや組み換えが発生して、別の性質となって現れるもの。例えば、何年もずっと赤色の花をつけていたアサガオの種をまいたのに、青い花を咲かせるようになる、といったことです。自然界に進化や多様性をもたらし、環境が変化しても種を伝えていくための仕組みだと考えられます。

こうした突然変異は、ウイルスの繁殖においても発生します。変異株は、何らかの原因で遺伝情報が変化して伝えられた子孫なのです。しかも、ウイルスは繁殖スピードが速いため、短期間でさまざまな変異株が生まれているわけです。

Contents

＊免疫力は医学用語ではありません。本書では、免疫機能を強化する、という意味で使用しています。
＊本書に書かれている新型コロナウイルスに関わる情報は、2021年4月現在の状況をもとに構成されています。

Part 1

免疫についての基礎知識

私たちの体には、病気の予防・改善のための免疫機能が備わっていますが、その具体的な仕組みを把握している人は少ないかもしれません。まずはここで、病原体や感染の種類、体内で働くさまざまな細胞についてなど、免疫に関する基本的なことを押さえておきましょう。

免疫の基本1

「免疫」とは、ウイルスや菌から体を守る反応のこと

新型コロナウイルスとの闘いが長引くなか、私たちの体に備わった「免疫」のシステムの重要性が改めて注目されています。

免疫とは、外部から侵入してくるウイルスや菌といった異物から体を守る機能のこと。このシステムの最前線は皮膚で、体の表面を覆い、外敵が体内に入り込まないようにしています。これは物理的バリアといい、口内やのど、鼻の穴などにある粘膜や、粘膜から分泌される粘液も該当します。粘液には殺菌物質が含まれ、その化学的バリアによっても外敵をブロックする仕組みがあります。

2つのバリアをかいくぐった病原体が体内に入り込んだときに活躍するのが、免疫細胞です。例えば、風邪を引いたときは粘膜の毛細血管が拡張し、白血球などの免疫細胞が集まってきて、病原体を攻撃します。のどが赤く腫れたり、たんや鼻水が多くなったりするのはそのためです。

免疫には、「自然免疫」と「獲得免疫」があります。自然免疫は、先にあげたような、生まれつき体に備わっている仕組み。獲得免疫は、病原体などの情報を学習し、効果的な攻撃を行うシステムです。この2つについては、P24で詳しく説明します。

私たちの体を守る仕組みは3段階

体に備わっている免疫システムは、以下のような3つのステップで、
体内に異物が侵入するのを防いでいます。

1　皮膚でブロック

外界とじかに接している皮膚は、人体の免疫システムの最前線。皮膚の最も外側には角質層があり、外敵が体内に侵入してくるのを物理的に防ぐ。また、皮膚の表面は、皮脂腺や汗腺などからの分泌物によってしっとりと潤っている状態。こうした分泌物には、皮膚の表面を弱酸性に保ち、病原体が繁殖しないようにする効果もある。汗には、殺菌作用のある物質が含まれている。

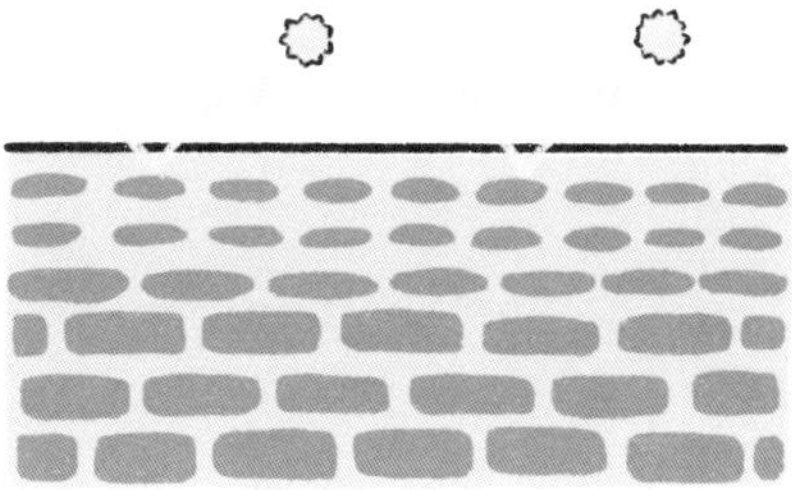

2　粘膜でブロック

粘膜は、鼻や口、のどのほか、消化管全体を構成している膜。鼻水や唾液《だえき》といった殺菌作用のある粘液を分泌し、外部からの雑菌などをシャットアウトする。また、異物を粘液でくるんで、くしゃみやせきなどによって排出する働きもある。器官の粘膜には繊毛《せんもう》がびっしりと生えていて、異物を外に送り出すようになっている。なお、胃や腸は、食物に含まれる菌を殺す仕組みも備えている。

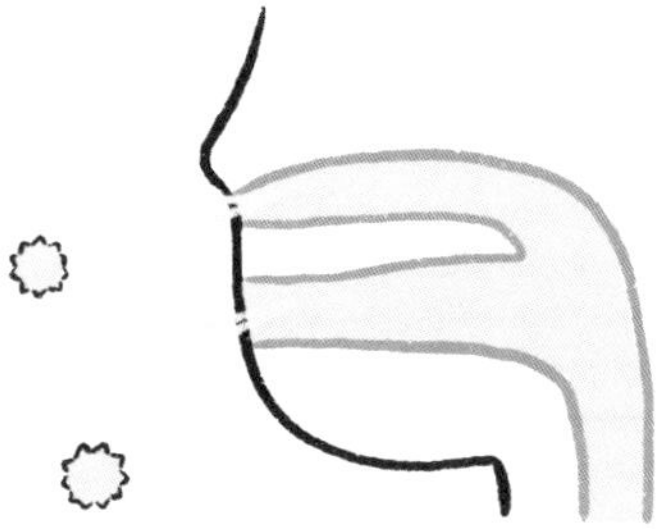

3　免疫細胞でブロック

第3のバリアとして立ちはだかるのが、免疫細胞。体内に侵入した病原体を退治し、増殖を防ぐ。免疫細胞にはさまざまな種類があり、それぞれが役割を持っている。例えば、白血球の仲間のマクロファージや好中球は、病原体が侵入すると素早く対応し、病原体を食べて退治する。このほか、病原体の情報を読みとって効果的な攻撃を行う、T細胞やB細胞なども免疫細胞の一種。

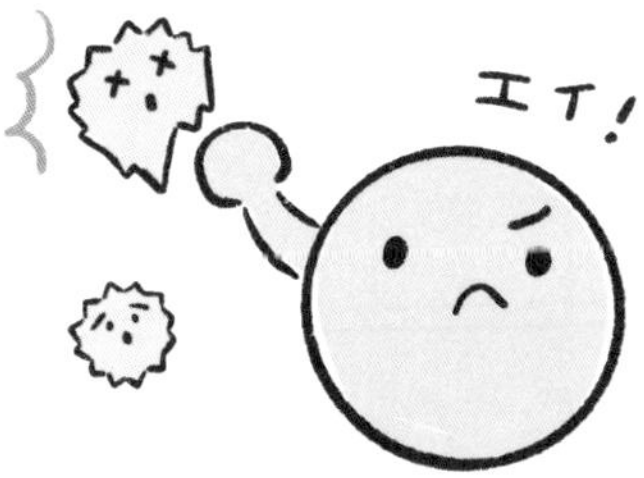

免疫の基本2

「病原体」って、何？

病気の原因はさまざまですが、人から人へうつる感染症の場合は「病原体」が、病気を引き起こす原因となります。この病原体が体内で増殖することで、それぞれの病原体に応じた特徴的な症状が起こるのです。

病原体は、大きく分けると「真菌」「細菌」「ウイルス」の3種類があります。真菌は、おおざっぱにいえばカビや酵母と同じです。病原体になるものもあれば、人間にとって有益なものもあります。細菌は、病気を引き起こすものだけでなく、腸内細菌のように、人間と共生関係にあるものも存在します。細菌や真菌は生物の一種で、細胞からなり、環境が整えば自分で増殖します。

一方ウイルスには、細菌や真菌とは性質のうえで大きな違いがあります。ウイルスは、自分の細胞を持っておらず、生きた細胞の中でしか生存できないのです。単独ではすぐに死んでしまい、自力で増殖することもできません。恐ろしいのは、人間や動物の細胞に入り込み、その細胞の材料を使って自己を複製し増えていくということ。そうして増殖したウイルスは、また次の細胞にとりつきます。このようにして、ウイルスに侵される細胞が増えていくわけです。

主な病原体は3種類

大きさや増殖の方法などはさまざま。直径を髪の毛と比べてみると、
ウイルスは特に小さいことがわかります。

ウイルス

たんぱく質でできた外殻と、DNAやRNAなどの遺伝子からなり、細菌の10分の1～100分の1と非常に小さいのが特徴。単独では生存も増殖もできず、生きた細胞に侵入することで生存・増殖している。

主な種類

インフルエンザウイルス、コロナウイルス、ノロウイルスなど

直径0.01～
0.1μm程度

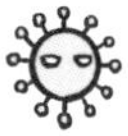

細菌

単細胞生物で、栄養素や水などをとり込んでエネルギーをつくりだす。生存に適した環境下にあれば、自己複製によって増殖。自然界に多く存在し、なかには、人にとって有益なものもある。

主な種類

コレラ菌、サルモネラ菌、ボツリヌス菌など

直径1.0μm程度

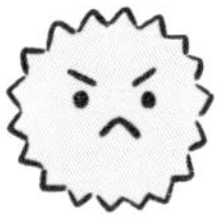

真菌

種類が非常に多く、きのこなども含めて数十万種が存在するといわれている。その種類によって、有性生殖、胞子による繁殖、切断部位が新たな個体になる栄養繁殖など、さまざまな方法で増えていく。

主な種類

白癬《はくせん》菌、カンジダ菌、カビなど

直径数μm～
数十μm程度

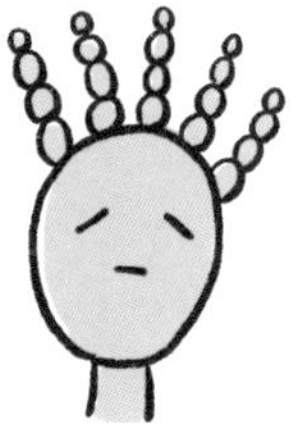

髪の毛

直径0.1mm
(100μm)程度

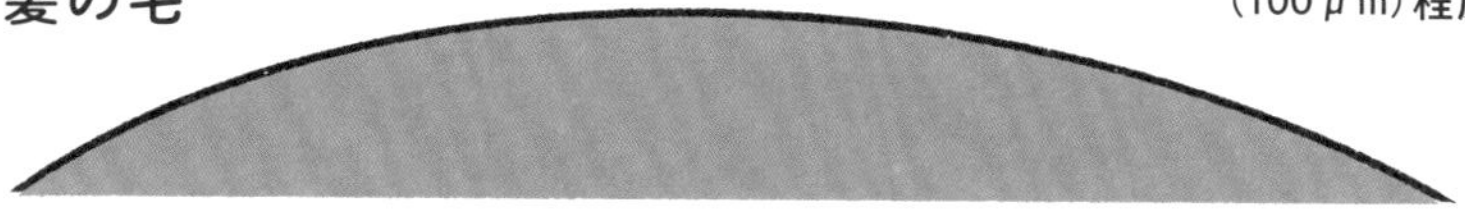

免疫の基本3

どうやってうつる？感染経路のこと

人から人へと感染する病気では、以下の経路が考えられます。

①飛沫《ひまつ》感染。飛沫とは、せきやくしゃみ、発声などに伴って出る、小さなしぶきのこと。感染者の唾液《だえき》や鼻水には、病原体が含まれています。その飛沫を何かの拍子に吸い込んでしまったり、鼻や口などの粘膜に付着させてしまったりすると、その病原体に感染する可能性があります。

②接触感染。感染者と握手などをして直接触れあうほか、感染者が触ったものに触れるといった場合に起こります。例えばドアノブやエレベーターのボタンなど、多くの人が触れるところには、病原体が付着している可能性が。そこに触れた手で、無意識に口元を触ったりすると、病原体が体内に侵入してしまうのです。

③空気感染。せきやくしゃみの飛沫から水分が蒸発したものを「飛沫核」といいますが、これは非常に軽いため、空気中をふわふわと漂っています。病原体を含んだ飛沫核を吸い込んだり、手などを介してそれが体内に入ったりすることで感染するというものです。

④経口感染。病原体が付着した食品を食べるなど、病原体が口から体内に入ることによって感染します。

1 飛沫感染

せきやくしゃみ、会話などで飛ぶ飛沫を介した感染。今ではマスクやハンカチなどを用いた「せきエチケット」が習慣になっていますが、対話する際も要注意です。

せきとくしゃみ

感染者の鼻水やたんには大量の病原体が含まれているため、せきやくしゃみなどに伴う飛沫が、感染者以外の目や鼻、口に入ってしまうことによる感染リスクは非常に高い。ただ、飛沫は水分の重さによってすぐに落下しはじめるため、飛沫の飛ぶ範囲は最大で半径2mほど。この距離を空けておく（ソーシャルディスタンスを確保する）ことで、ある程度の対策になる。

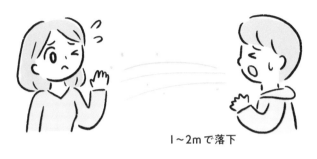

1～2mで落下

会話などで口から飛ぶ唾液

病原体は、唾液中に含まれている可能性もある。対話していると、どんなに気をつけていても微細な唾液をまき散らしてしまうことに。マスクは飛沫の飛散を完全に防ぐことはできないが、飛散の範囲を狭めることはできるので、必ずつけること。また、対話するときも相手と距離をとるなど、新しい習慣を身につけたい。

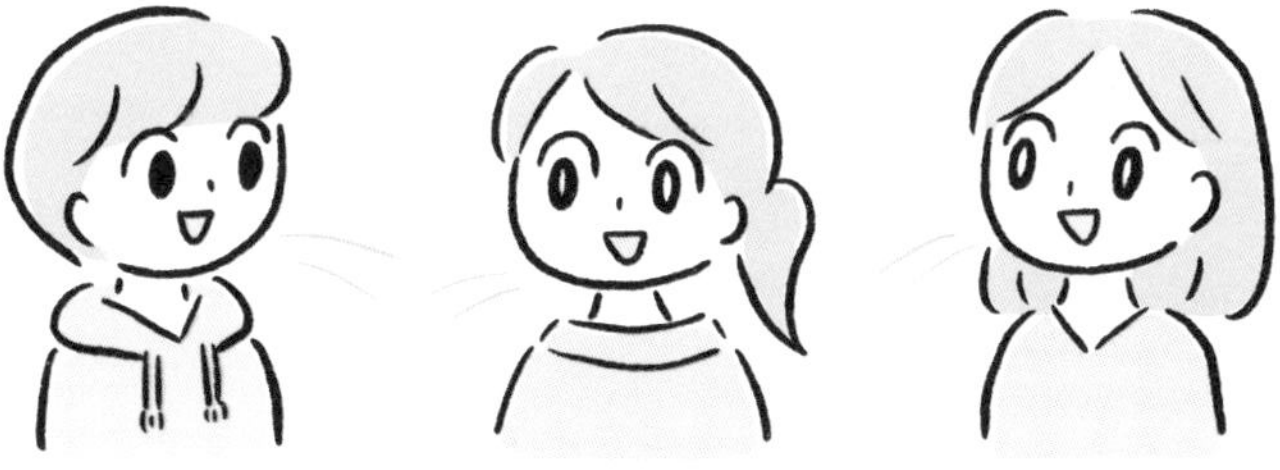

2 接触感染

握手をするなど感染者に直接触れるのはもちろん、感染者が触ったものに触れて、その病原体がついた手で口などを触ることによっても感染します。

握手やハグ

握手やハグは人の温かみを感じられるコミュニケーション手段だが、感染症を広げてしまうという一面もある。これによって手に病原体が付着した場合、その手で口や鼻、目を触ると、粘膜部分に病原体がとりつくことに。このとき免疫機能が弱っていたなら、病原体の侵入を許し、感染してしまう。

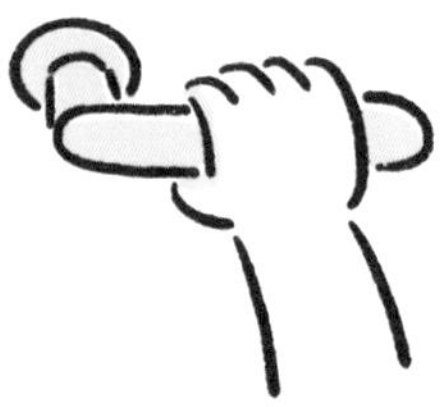

ドアノブや手すり

感染は、ものを媒介することでも広がる。触ったものに病原体がついていた場合、その手で顔付近を触ることで、病原体を目や鼻、口へと運んでしまう可能性がある。ドアノブや手すりなど、多くの人が触れる場所には要注意。特に危険なのが、不特定多数の人が集まる公共機関やオフィスなど。こまめな手指消毒を心がけて。

スマホ

さまざまな菌が付着している可能性が大きい、スマホは油断大敵。せっかく手をきれいにしてもスマホが汚いままでは、雑菌が再び手についてしまう。スマホもできるだけ清潔に。

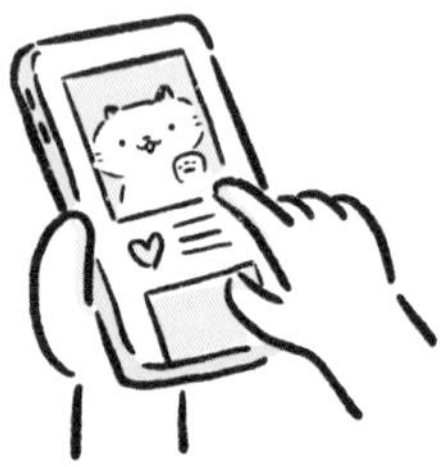

ただ触っただけでは感染しない。
その手で、目・口・鼻などを触ることで感染する

memo

病原体はどのくらい残るのか

病原体の生存期間は、菌やウイルスの種類によって、またどのような環境にあるかによって異なる。新型コロナウイルスは、ドアノブや手すりのようにつるつるでなめらかなものに付着している場合、72時間生存することがわかっている。

3 空気感染

空気中を漂う病原体を吸い込んだり、手などを介してそれが体内に入ったりして起こるもの。病原体は風にのって飛散するため、それだけ感染可能範囲が広くなります。

長時間、空気中を漂う病原体

病原体が含まれている飛沫から水分が蒸発したものを、「飛沫核」（直径5μm未満）という。非常に小さく軽いため、空気中をふわふわと漂い、空気の流れによって広い範囲に移動するという性質を持つ。これを吸い込んで起こるのが、空気感染。空気感染する感染症の代表的なものには、はしかや結核などがある。

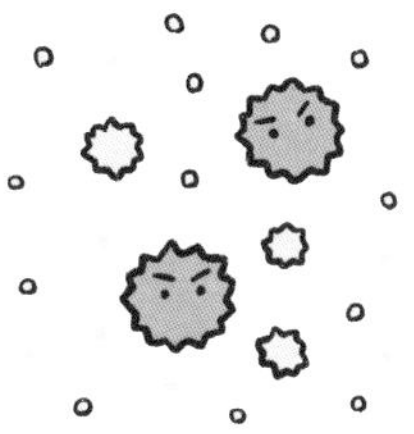

memo

エアロゾル感染とは

非常に微細な粒子のことをエアロゾルという。病原体を含むエアロゾルを吸い込むことは、空気感染とほぼ同じ。新型コロナウイルスは、エアロゾルの状態だと空気中を3時間ほど浮遊するという報告もある。

4 経口感染

食べ物や飲み物などとともに、病原体を口からとり込むことによって起こります。これを防ぐには、調理前の手洗いや調理用具の殺菌が不可欠です。

病原体に汚染された食品

食品に細菌やウイルスがついていても、その食品を加熱すれば病原体を死滅させられる場合が多い。加熱が十分でないと、感染の危険がある。加熱せずに食べる生ものについては特に注意が必要。調理前には、手や調理用具を清潔にしておくこと。経口感染する病原体としては、ノロウイルスやサルモネラ菌が知られている。

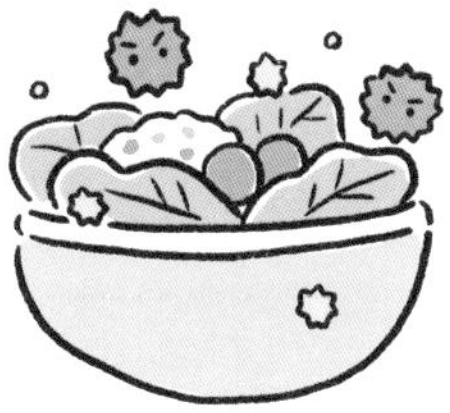

memo

糞口《ふんこう》感染にも要注意

新型コロナウイルスの場合も、症状に腸炎や下痢があるため、トイレを介して感染するケースも考えられる。これも経口感染の一種。手洗いはもちろん、用を足したら便器のふたを閉めてから水を流す、ドアノブや便座はアルコール消毒するなど対策を。

免疫の基本4

免疫と最も関わりが深いのは、血液の中の白血球

免疫の仕組みには「皮膚」「粘膜」「免疫細胞」があり、この３段階の構造で体が守られていることは前述した通りです。

病原体が、皮膚や粘膜の物理的・化学的バリアを突破し体内に侵入してしまった場合は、免疫細胞の出番となります。なかでも特攻隊として真っ先に駆けつけるのは、白血球のなかのマクロファージ、樹状細胞、顆粒球の一つである好中球など。ひとくちに白血球といっても、細かく見ていくとさまざまな種類に分けられるのです。ちなみに、顆粒球は自律神経の交感神経が優位なときに増加し、細菌などに対する抵抗力を高めます。

特攻隊に続き、リンパ球に存在するＴ細胞、Ｂ細胞なども病原体と闘います。なお、リンパ球は白血球に含まれますが、血液中だけでなくリンパ液中にも多く存在することから、特にリンパ球と呼ばれます。また、リンパ球は自律神経の副交感神経が優位なときに増加し、ウイルスやがん細胞などに対する抵抗力を高めます。

こうした免疫細胞は、病原体を食べる、病原体の存在をほかの細胞に知らせる、病原体との闘いに最適な武器をつくり撃退するなど、それぞれが異なる役割を担い、一丸となって病原体に立ち向かっているのです。

血液に含まれている成分

大きくは血漿《けっしょう》と血球に分けられる血液。血球の一つである白血球には、
免疫に関するさまざまな細胞が含まれています。

血液

血漿　水分、たんぱく質などでできている。液体成分が血管から外へ漏れ出るのを防ぐほか、血液中の物質と結合して運搬するといった役割がある。

血球　血液中にある細胞のこと。赤血球、白血球など。

赤血球

酸素をとり込んで、体の隅々へ運搬する細胞。血液の赤い色は、赤血球に含まれるヘモグロビンによるもの。

血小板

凝固作用がある細胞。血管に傷ができると、血栓という血の塊をつくって修復する。

白血球

病原体を自らがとり込んで退治する細胞や、病原体の侵入を知らせる役割を担う細胞など、免疫に関わるさまざまな細胞が含まれる。

- **マクロファージ**
- **樹状細胞**
- **顆粒球**
  好中球、好酸球、好塩基球

リンパ球

T細胞、B細胞、NK細胞

免疫には「自然免疫」と「獲得免疫」の2チームがある

体を守る免疫の働きや仕組みについて、大まかなところはわかってきたことでしょう。さらに詳しく見ていくと、免疫は「自然免疫」と「獲得免疫」という2つの働きに分けられます。

自然免疫は、私たちが生まれつき持っている免疫システムで、皮膚や粘膜、殺菌作用のある分泌液といった物理的・化学的バリアのことです。また、それらを突破して侵入してきた病原体には、免疫に関わる細胞が立ち向かいますが、最初に反応し外敵を食べるタイプの細胞も、自然免疫のチームに含まれます。

獲得免疫は、病気にかかることで文字通り「獲得」していく免疫機能のことです。これに関わる細胞は、病原体の情報をとり込んで効果的な攻撃方法を学習します。具体的には、化学物質や、侵入した病原体に対抗するための専用の武器である抗体をつくって攻撃するのです。そして、一度体内に入ってきた病原体の情報を記憶し、次に同じ病原体が入ってきたときにはより素早く撃退できるようにもします。このおかげで、病気にかかりにくくなったり、かかったとしても重症化しにくくなったりするのです。これは「免疫記憶」といいます。

自然免疫チーム

生まれつき備わっている免疫

自然免疫は、生まれつき体に備わっているシステムで、病原体の侵入に素早く反応できるのが特徴。病原体を食べる、病原体の情報を伝令する、病原体に感染した細胞を破壊する、といった異なる役割を持つ。病原体を捕食する細胞のことは、まとめて食細胞という。

NK細胞

ナチュラルキラー細胞。ウイルスに感染した細胞、がん化した細胞を、食べて退治する。リンパ球の一種。

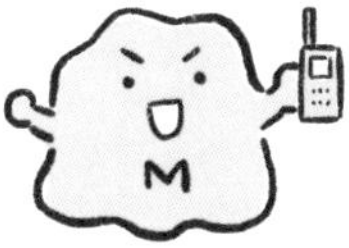

マクロファージ

病原体を食べ、その情報をT細胞に伝える。また、病原体を消化・殺菌し、感染が広がるのを防ぐ。

樹状細胞

樹木から伸びる枝のような突起がある。病原体をとり込んで、その情報をT細胞に伝える。

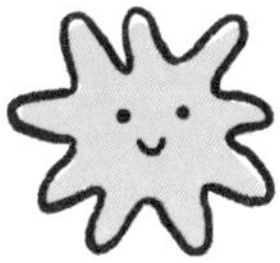

顆粒球

好塩基球
アレルギー反応に関わり、好中球をサポート。

好酸球
寄生虫からの感染やアレルギー疾患に対抗。

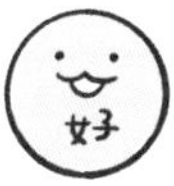

好中球
病原体を食べて退治する。白血球全体の4~7割と、大勢を占めている。

獲得免疫チーム

感染した病原体を見分け、記憶する免疫

獲得免疫は、病原体の情報を学習し、攻撃方法を記憶する仕組み。そのため、感染症にかかりながら免疫を得ていく、という特徴がある。自然免疫を担う細胞から渡された情報に基づき、攻撃の計画を立てる、攻撃に最適な武器となる抗体をつくるなどする。

形質細胞

B細胞が成長したもの。病原体の侵入を知ると、一部のB細胞は形質細胞に変わり、その病原体の抗体をつくる。

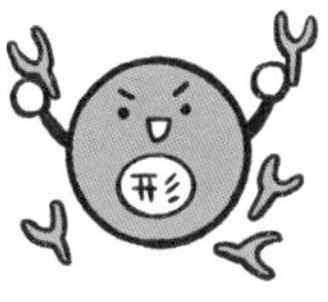

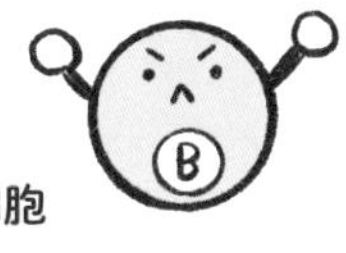

B細胞

病原体の抗体をつくる。また、一度つくった抗体のつくり方を記憶する。

T細胞

情報に基づき抗体をつくるようB細胞に命じるヘルパーT細胞と、病原体に感染した細胞を殺すキラーT細胞などがある。

免疫の基本6

どうやって闘う？免疫細胞の働き

ここまで見てきたように、自然免疫と獲得免疫では、関係する細胞それぞれが役割を持ち、連携して病原体に対抗します。ここでは、その流れを詳しく見ていきましょう。

体内に病原体が侵入したとき、スピーディーに反応するのが自然免疫チームの細胞です。まずはマクロファージや好中球などが病原体を食べて殺しますが、このとき、敵が侵入したことをほかの細胞に知らせる役割も担っています。同時に樹状細胞も、敵の情報である抗原をとり込んで情報を読みとり、Ｔ細胞に知らせます。ＮＫ細胞の攻撃対象は、ウイルスにとりつかれて変質した細胞や、がん化した細胞です。

自然免疫に一歩遅れて登場しますが、より強力な攻撃を行うのが獲得免疫です。キラーＴ細胞は、マクロファージでは対応できないウイルスを攻撃。ヘルパーＴ細胞は、樹状細胞から受けとった抗原情報に基づき、抗体をつくるようＢ細胞に命令を出します。そのＢ細胞は抗体をつくり、病原体を攻撃します。この抗体は、ウイルス感染を防ぐ最終兵器です。Ｔ細胞やＢ細胞は、抗原の情報を記憶するので、次に同じ病原体が侵入したときにはより素早く反応できるようになります。

自然免疫と獲得免疫が働く流れ

免疫細胞は、それぞれどのように働いているのか。
自然免疫、獲得免疫と、順を追って見てみましょう。

体内に異物が侵入すると…

まずは自然免疫が対応

自然免疫は、病原体の侵入に素早く反応する特攻チーム。
主に、細菌や真菌、微生物などの攻撃に長けている。

マクロファージと好中球が、異物を食べる

マクロファージは、細菌や死んだ細胞などを食べて掃除する。また、信号を発して、好中球といったほかの食細胞を呼び寄せる。

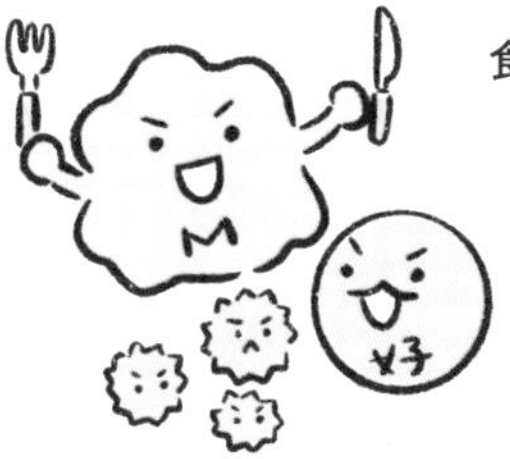

異物を食べつくす！
M
好

樹状細胞が、異物をキャッチし情報を伝える

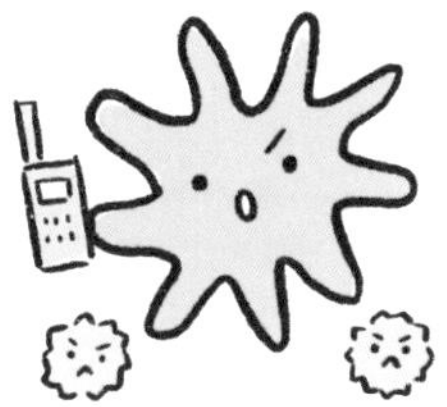

リンパ節に移動して情報伝達だ！

異物の情報の伝令役である樹状細胞は、皮膚や粘膜など全身に存在。体内に侵入してきた異物を食べて抗原の情報を読みとると、T細胞が存在するリンパ節に移動し、情報を伝える。

NK細胞が、異物により感染した細胞を攻撃

異常を起こした細胞を殺すのが、NK細胞。ウイルスに侵された細胞や、がん化した細胞を標的とし、分解酵素や細胞死を促す物質を分泌して破壊する。

細胞ごと破壊！
NK

これだけでは異物に対処できなかったら…

自然免疫で対処できなかった異物には獲得免疫で対応

獲得免疫は、より強力な武器などで外敵を攻撃する細胞チーム。
異物のなかでもより小さい、ウイルスと闘う。

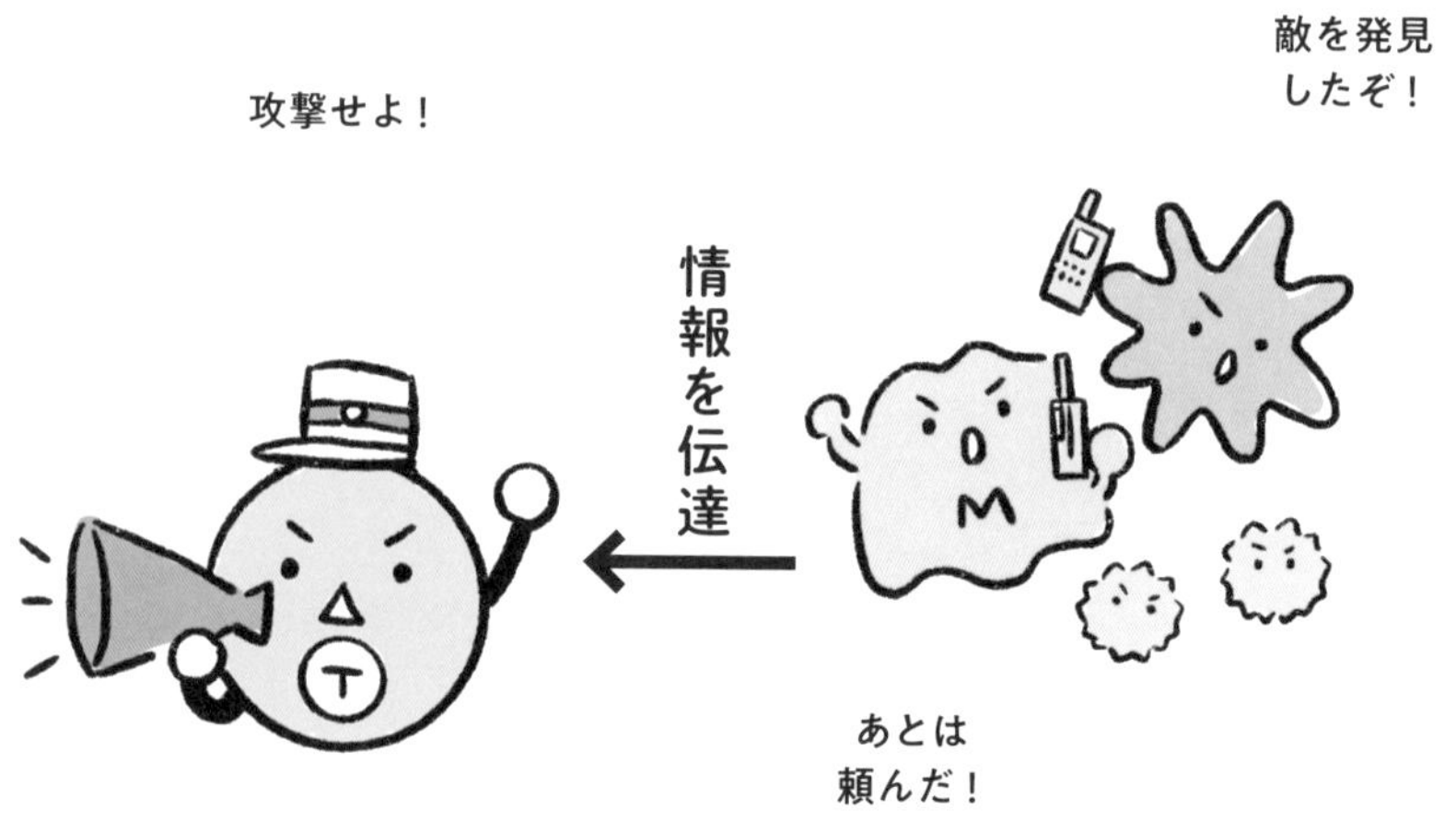
敵を発見
したぞ！
情報を伝達
あとは
頼んだ！
攻撃せよ！

マクロファージと樹状細胞により、ヘルパーT細胞へ情報が伝わる

マクロファージや樹状細胞はウイルスをとり込むと、その情報を自らの細胞表面に提示し、ほかの細胞に知らせる。これらの情報は、獲得免疫の攻撃部隊であるT細胞へと伝えられる。

ヘルパーT細胞が、各細胞に指令を出す

T細胞のうち、ヘルパーT細胞は司令官。受けとった情報を読み込み、ウイルスがどんな性質なのかを知り、攻撃の計画を立てる。そして、サイトカインなどの情報伝達物質を放出し、キラーT細胞、B細胞に指令を出す。

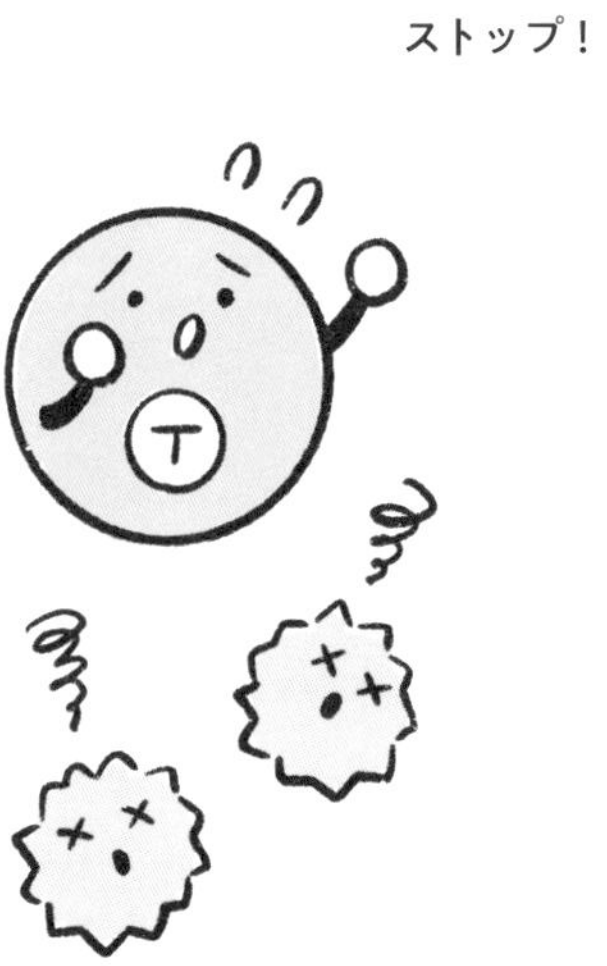

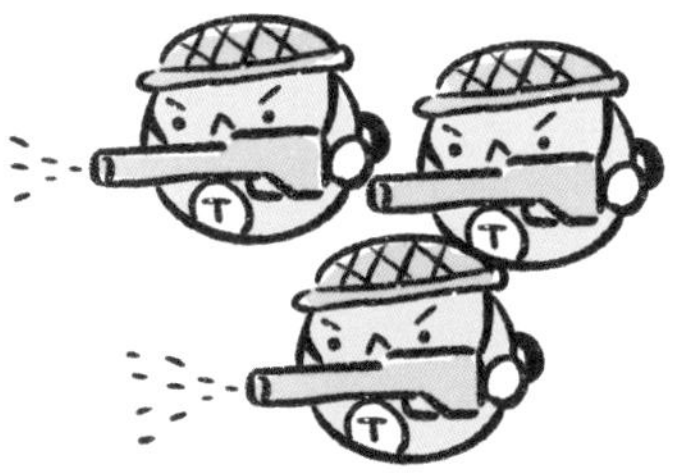

キラーT細胞は、分解酵素を出して攻撃

ヘルパーT細胞からの指令を受けとると、キラーT細胞が急増。殺傷力も増す。このキラーT細胞は分解酵素を分泌し、ウイルスそのものや、ウイルスに感染した細胞を破壊していく。

制御性T細胞で、攻撃をストップ！

キラーT細胞は非常に攻撃力が強い細胞のため、放っておくと正常な細胞まで破壊する恐れがある。そこで、ウイルスがいなくなると制御性T細胞が登場し、攻撃にストップをかける。

指令を出す

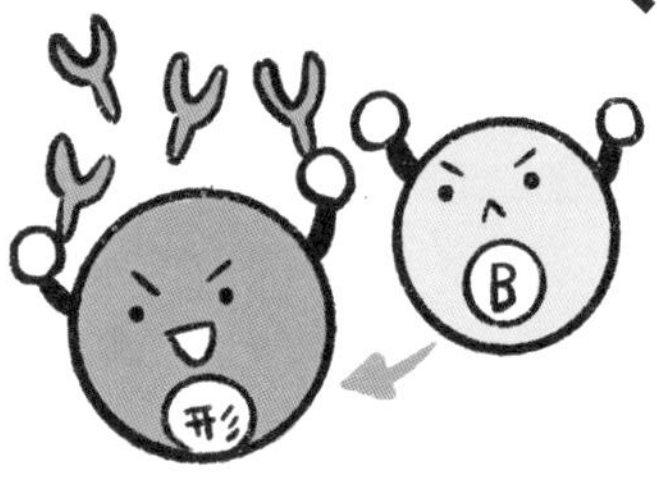

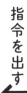

B細胞は、つくり出した抗体を使って攻撃

ヘルパーT細胞からの指令を受けたB細胞は、分裂増殖して形質細胞になる。そのウイルスの抗原にだけ特別に攻撃能力を発揮する抗体（→P36）をつくり、病原体を攻撃。抗体には、抗原にくっついて無力化する作用がある。

memo

サイトカインストームと制御性T細胞の関連性

制御性T細胞が攻撃にストップをかけなければ、免疫の暴走であるサイトカインストームが引き起こされると考えられる。新型コロナウイルスによる肺炎が重症化した人では、病原体を攻撃するT細胞が活性化している一方で、制御性T細胞の働きが低下することによって免疫の暴走が起きている、との研究結果が出ている。

免疫の基本7

知っておきたい「集団免疫」と「訓練免疫」

新型コロナウイルスのニュースにより、「集団免疫」という言葉を耳にするようになった人も多いでしょう。集団免疫の状態になれば感染症の流行を抑えられるため、それが待たれます。集団免疫とは、ある感染症に対し、ある集団において一定数の人が免疫を獲得することで、その集団全体が感染しにくくなるというもの。集団免疫の獲得には、その感染症にかかるかワクチンを打って体内に抗体をつくる必要があります。集団の何割が免疫を持てばよいかは、病原体の感染力によって異なります。新型コロナウイルスは、約7割の人が免疫を持てば集団免疫の状態になると考えられています。

一方で「訓練免疫」も注目されています。これは、さまざまな病原体にさらされたりワクチンを打ったりすることで、自然免疫が鍛えられる仕組み。つまり、自然免疫を強くしておくことで、過去にかかったことのない感染症も撃退しやすくなるというものです。もし獲得免疫で抗体がつくられても、その効果の持続期間は感染症ごとに異なります。新型コロナウイルスの抗体は、効力が数カ月間持続するとの報告がありますが、現時点で一定の見解は得られていないため、訓練免疫の作用にも期待が高まっているのです。

感染症の流行を左右する免疫

人から人へ広がっていく感染症を収束させるには、
これら2つの免疫もポイントとなってきます。

集団免疫

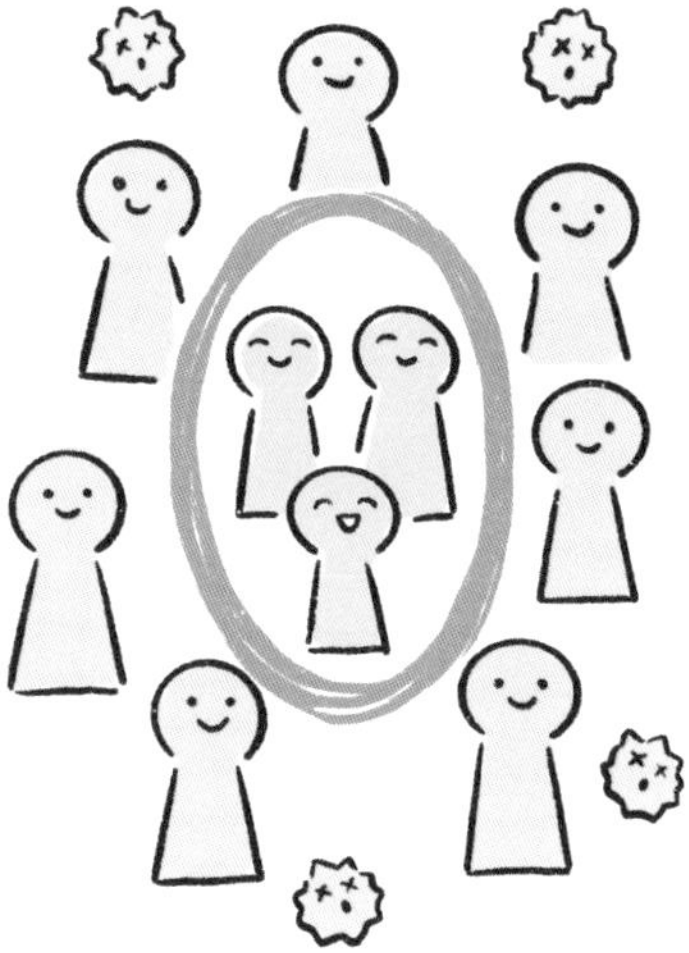

ある感染症に対して大部分の人が免疫を持つと、感染しにくくなる

集団全体が、その感染症への抵抗力を持つことを集団免疫という。集団免疫の状態になるには、集団の大部分の人が、感染あるいはワクチンによって抗体を持つ必要がある。例えばはしかの場合、感染力が非常に強いので、95％以上の人がワクチンを接種しなければ、集団免疫を獲得することはできない。

訓練免疫

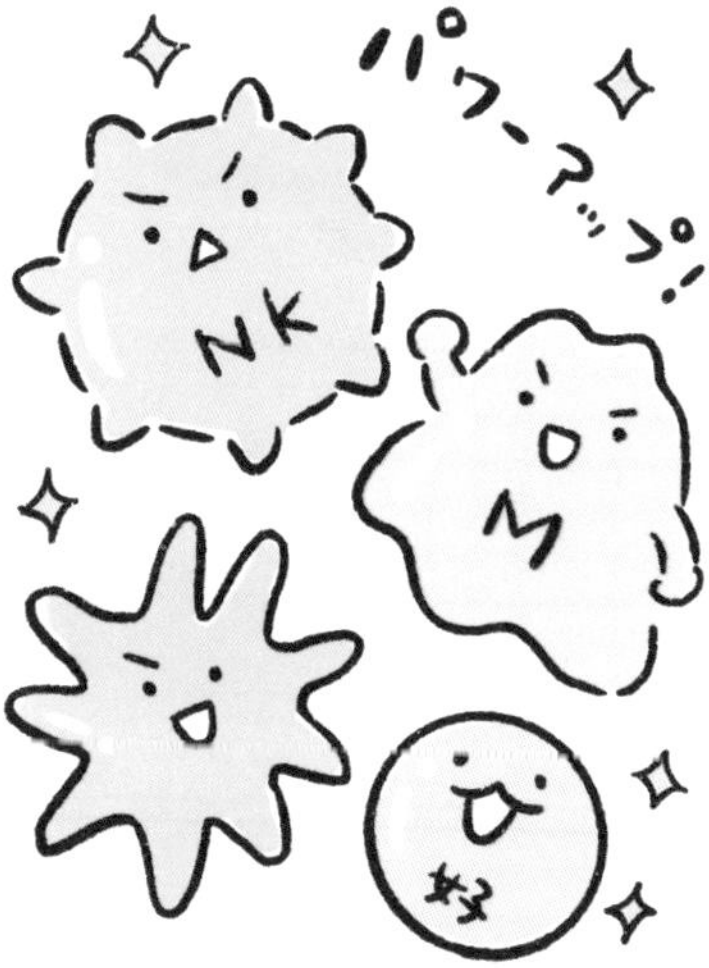

これまでの感染によって自然免疫が高まり、新たな感染症に抵抗できる

感染症にかかっていろいろな病原体を体内にとり込んだり、ワクチンを打ったりすることによって、その人の自然免疫が鍛えられることを訓練免疫という。自然免疫ということはつまり、獲得免疫とは違って抗体に依存しない抵抗力がつくということ。そのため、これまでに感染したことがない未知の病原体にも幅広く対応できるようになる可能性がある。

免疫の基本8

重症化につながる「サイトカインストーム」

新型コロナウイルス感染症は症状の出方に大きな個人差がありますが、重症化につながる重大な要素としてわかってきたのが、「サイトカインストーム」、いわゆる免疫の暴走です。

　例えば風邪の病原体に感染し、のどなど体の細胞に炎症が起こると、情報伝達物質のサイトカインが分泌されます。通常、サイトカインの活性化によって免疫細胞が活性化し、炎症が起きて血流が上がることで免疫細胞が集まりやすくなります。また、体温上昇とともにウイルスの活性が下がります。こうして、ウイルスに闘いを挑むのです。

　ただし、サイトカインが過剰に分泌されると、それに刺激された細胞がさらにサイトカインを分泌。毛細血管をはじめとした血管や臓器に猛烈に炎症が広がり、それらの機能不全を起こします。これが、サイトカインストームです。この状態が続くと、免疫細胞も過剰に反応し、自身の正常な細胞までも攻撃してしまうようになります。そのため、発熱や倦怠感、頭痛といった症状が悪化します。加えて、サイトカインには血液を凝固させる働きがあることから、過剰に分泌されると全身で血栓ができやすくなります。つまり、免疫細胞の働きにくい環境がつくられてしまうのです。

サイトカインストームは、免疫機能の暴走

重症化の大きな要素といわれる、サイトカインストーム。
そのとき、体内では何が起こっているのでしょうか。

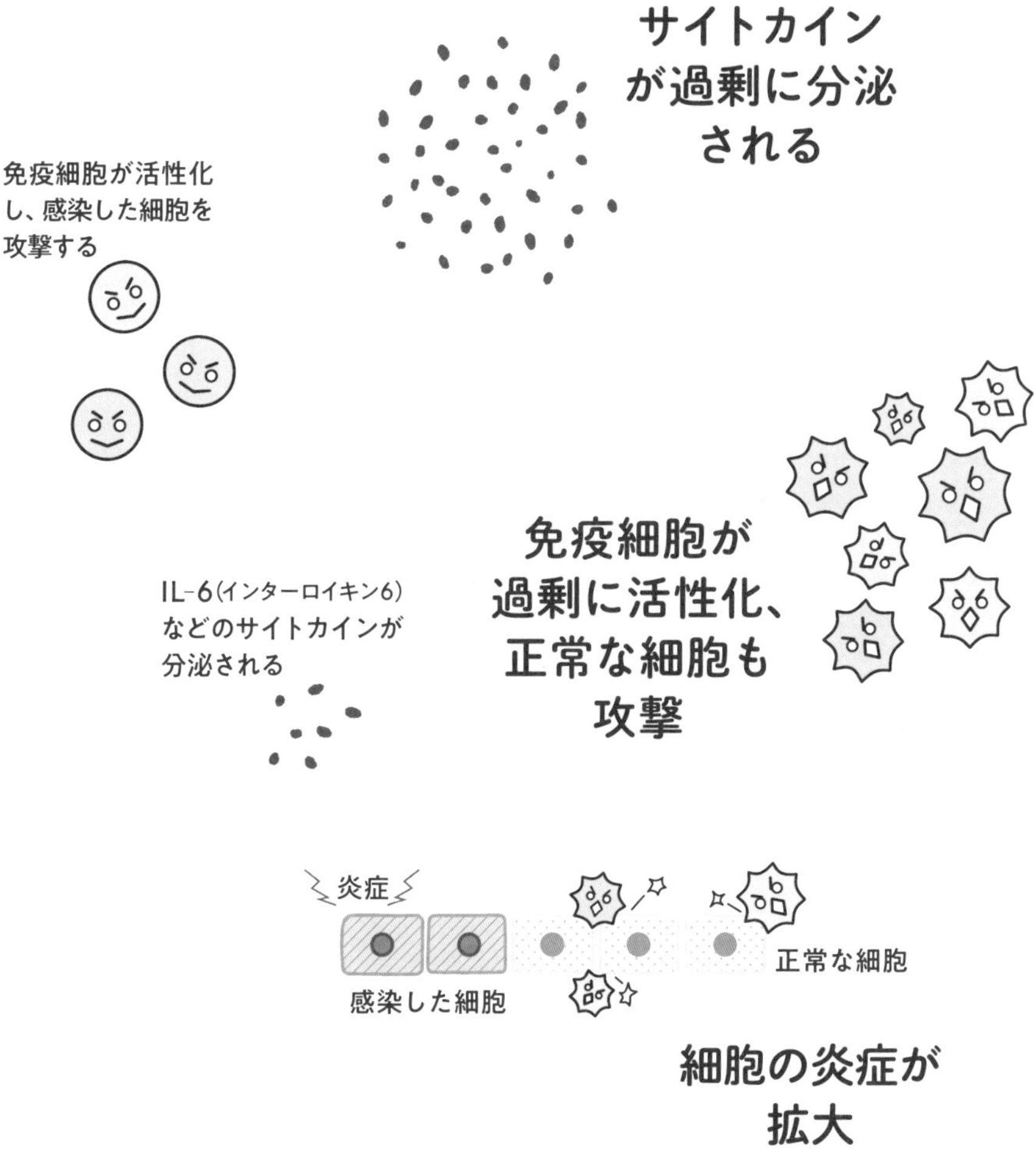

サイトカインが過剰に分泌される
免疫細胞が活性化し、感染した細胞を攻撃する
免疫細胞が過剰に活性化、正常な細胞も攻撃
IL-6(インターロイキン6)などのサイトカインが分泌される
炎症
感染した細胞
正常な細胞
細胞の炎症が拡大

細胞の感染に伴い分泌されるサイトカインは、免疫細胞を活性化させ、発熱などによって免疫細胞が働きやすい環境をつくり、感染した細胞だけを攻撃する。これが正常なサイクル。ところがサイトカインストームが起こると、免疫細胞が過剰に活性化し、正常な細胞も攻撃するようになってしまい、細胞の炎症が拡大。これによりサイトカインがさらに分泌されるなど、悪循環を起こす。

ワクチンによる感染症対策

ここでは、ワクチンを接種するとどういった流れで感染症を防ぐのか、また、副反応とはどのようなものか、理解を深めていきましょう。

ワクチンを接種

病原体の毒性を弱めたり無力化したりしたワクチンを、注射器で体に注入（経口接種のものもある）。体は、その感染症のごく軽いものにかかったような状態になる。

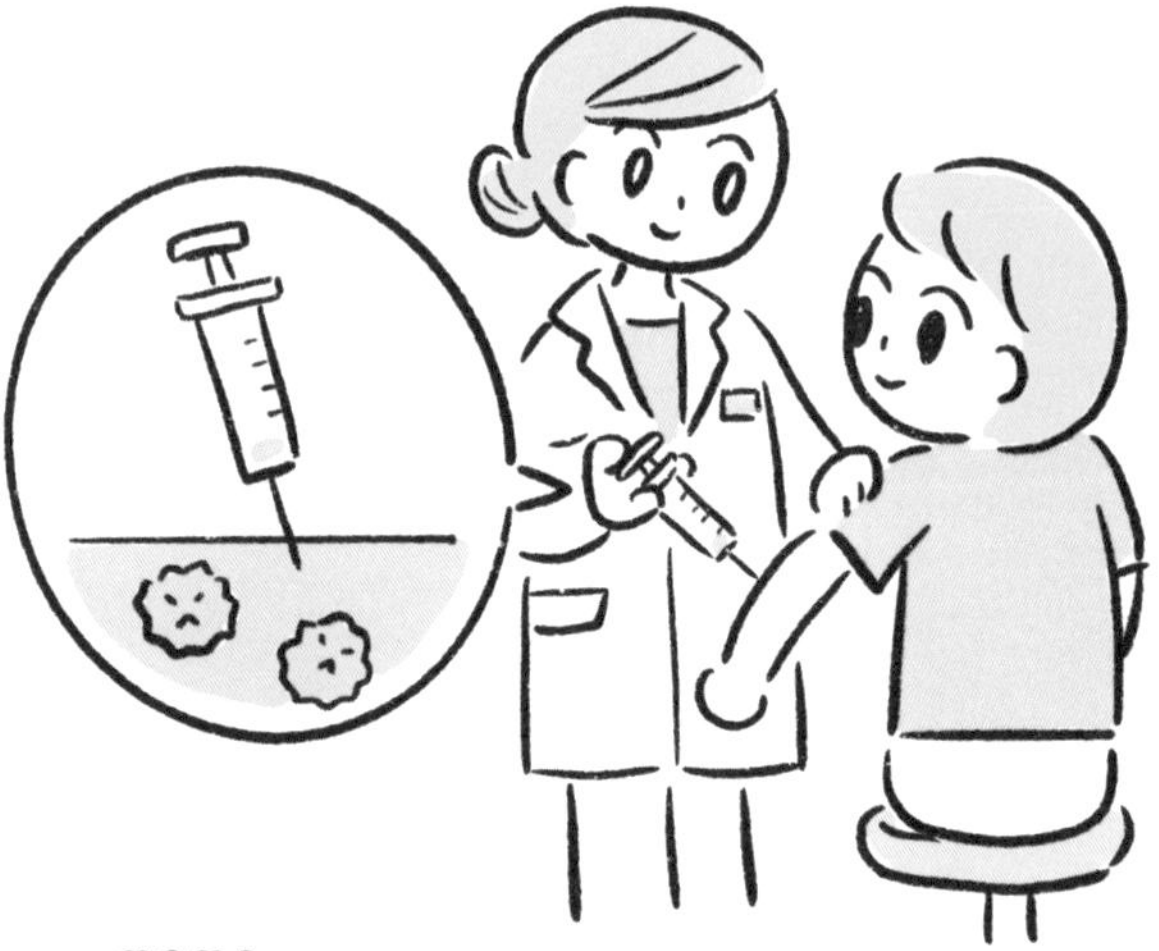

memo

ワクチンは製法によって数種類

「生ワクチン」には、毒性を弱めた病原体を生きたまま用いる。自然に感染した場合と同様の免疫が得られる。「不活化ワクチン」は、病原体を無力化したもの。免疫がつきにくいため、数回に分けて接種。「トキソイド」は、病原体から毒素を除去したもので副反応が出にくい。新型コロナに対するワクチンは、mRNAワクチンなど新しいタイプのワクチン開発・実用化が進行中。副反応は、まだ完全にはわかっていない。

感染症から個人と社会を守るために必要なもの

感染症の拡大防止に大きな力を発揮するのが、ワクチンです。一人ひとりを感染から守る意味でも重要ですが、大勢の人がワクチンを接種することで、社会全体の免疫、つまり集団免疫を獲得し、その感染症が社会に及ぼす影響を小さくしていくことも大きなポイントです。

また、新型コロナウイルスの研究では、免疫細胞自体がウイルスにとりつかれる可能性も指摘されています。そうなっては体は太刀打ちできないため、やはりワクチンの接種は重要です。

そもそもワクチンとは、病原体の毒素の力を弱めたり失くし

その病原体に感染した場合、すぐに攻撃

ワクチンによって抗体のつくり方を記憶しているので、それと同じ病原体が体内に入って来たときには、抗体によってスピーディーに撃退することができる。

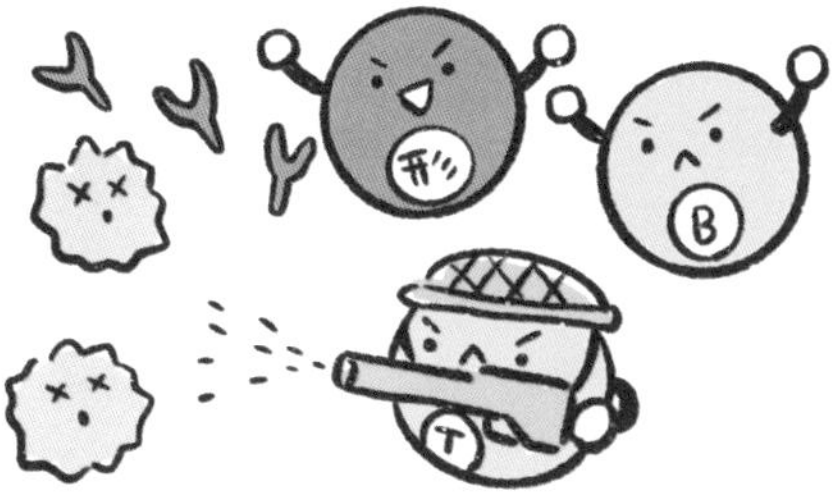

免疫機能が活性化、免疫記憶が成立

体内では、その抗原を排除しようと自然免疫が働く。また、獲得免疫であるT細胞やB細胞が活動を開始し、抗原の情報や抗体のつくり方を記憶する。

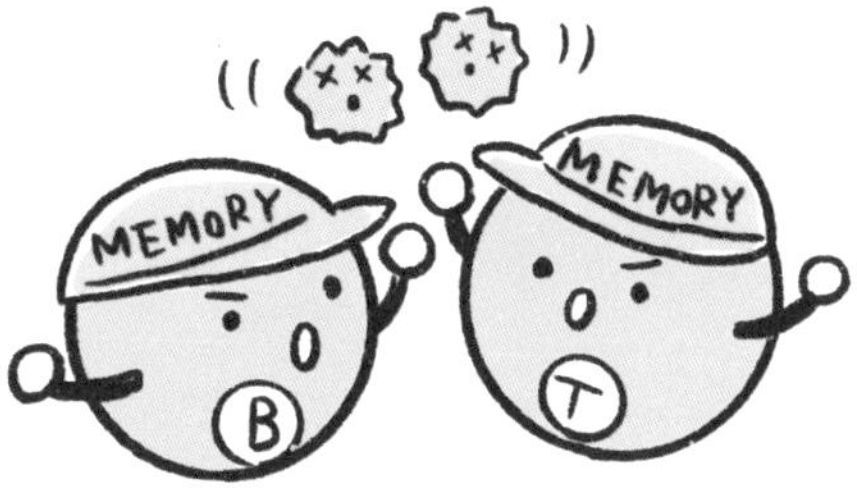

獲得免疫が活動スタート

memo

ワクチンによる集団免疫効果

ある集団内で一定以上の割合が免疫を持てば、免疫を持っていない人も病気にかかりにくくなる。これを集団免疫という。インフルエンザや新型コロナウイルスのように、感染爆発を引き起こす可能性のある感染症に対しては、ワクチンを接種して集団免疫をつけることが有効となる可能性もある。

memo

メモリーT細胞・B細胞のこと

感染やワクチン接種によって抗体がつくられると、その病原体の情報をT細胞やB細胞といった免疫細胞が記憶し、メモリーT細胞、メモリーB細胞となる。その後、記憶と同じ病原体が侵入してきた場合には短時間で抗体をつくり出す。このおかげで、体には症状が出ないか軽症で済む。

たりしたものや、その遺伝子の一部を応用してつくった、人工製剤です。接種するとその成分を樹状細胞がとり込み、T細胞、B細胞を刺激することで、免疫記憶が成立。同じ病原体に対して獲得免疫が素早く反応するようになり、その感染症にかかりにくくなったり、かかっても重症化しにくくなったりします。加えて、ワクチンの接種が自然免疫の強化につながることもわかっています。

なお、ワクチンは簡単に開発できるものではありません。効果は確かか、重い副反応(→P38)が出ないかなど、十分に確認する必要があるため、通常は、長い時間をかけて開発されます。

知っておきたい抗体のこと

抗体

B細胞が産生・放出するたんぱく質

抗体とは、T細胞が病原体から読みとった情報に基づいて、B細胞が産生・放出するたんぱく質のこと。「免疫グロブリン(immunogloblin)」とも呼ばれ、Igと略される。Y字形の先端で病原体に結合し、それを認識、無力化。

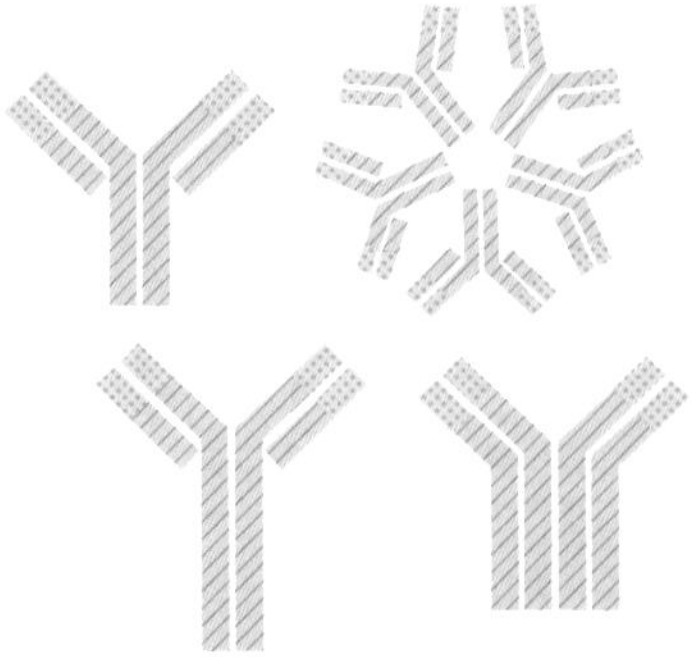

抗体の種類

IgG
抗体の70～75%を占めていて、血液中に存在する抗体のなかではこれが最も多い。病原体の無毒化、食細胞による食作用の促進に働く。なお乳児は、出生後に自身の免疫ができるまでの間、胎児のときに母親から受け継がれたIgGによって体が守られる。

IgM
抗体のおよそ10%はこれ。基本のY字構造が5つ結合した形をしている。病原体に感染すると最初にB細胞から産生され、一時的に増加。つまり免疫機能の初期段階で働く。

IgA
血清、鼻水、唾液《だえき》、母乳、腸液などに多く存在する。抗体のおよそ10～15%がこれ。基本のY字構造が1つで存在するものと、複数が結合して存在するものとの2種類がある。

IgD
抗体のなかに1%以下の割合で含まれる。B細胞による抗体産生の誘導に関わると考えられている。

IgE
抗体にごくわずかに含まれ、アレルギー反応を起こしたときなどに働く。本来は、寄生虫による感染の免疫反応のために存在すると考えられている。

ワクチンを接種すると、B細胞が働いて抗体ができる

免疫細胞のB細胞が、病原体の情報に基づいてつくる特製の武器を、抗体といいます。これはある種のたんぱく質で、対応する病原体が現れたときには、それにとりついて無力化することにより、体を病原体から守るのです。

人間がつくる抗体は、大きく分けると上記の5種類で、それぞれ性質や役割が異なります。そして、B細胞の持つ遺伝子組み換えシステムにより、無限といっていいほどの種類の抗体がつくり出されるのです。

ワクチンを接種してから抗体がつくられる（獲得免疫が成立す

抗体検査でわかる感染時期

血液中の抗体量を調べて、感染の有無と感染した時期を確認する。IgMが高くIgGが低いなら感染初期の段階、IgGが高くIgMが低いなら3週間～数カ月前に感染したということ。ただし、IgMの正確な検査は困難。厚生労働省の抗体保有検査ではIgGを検査している。

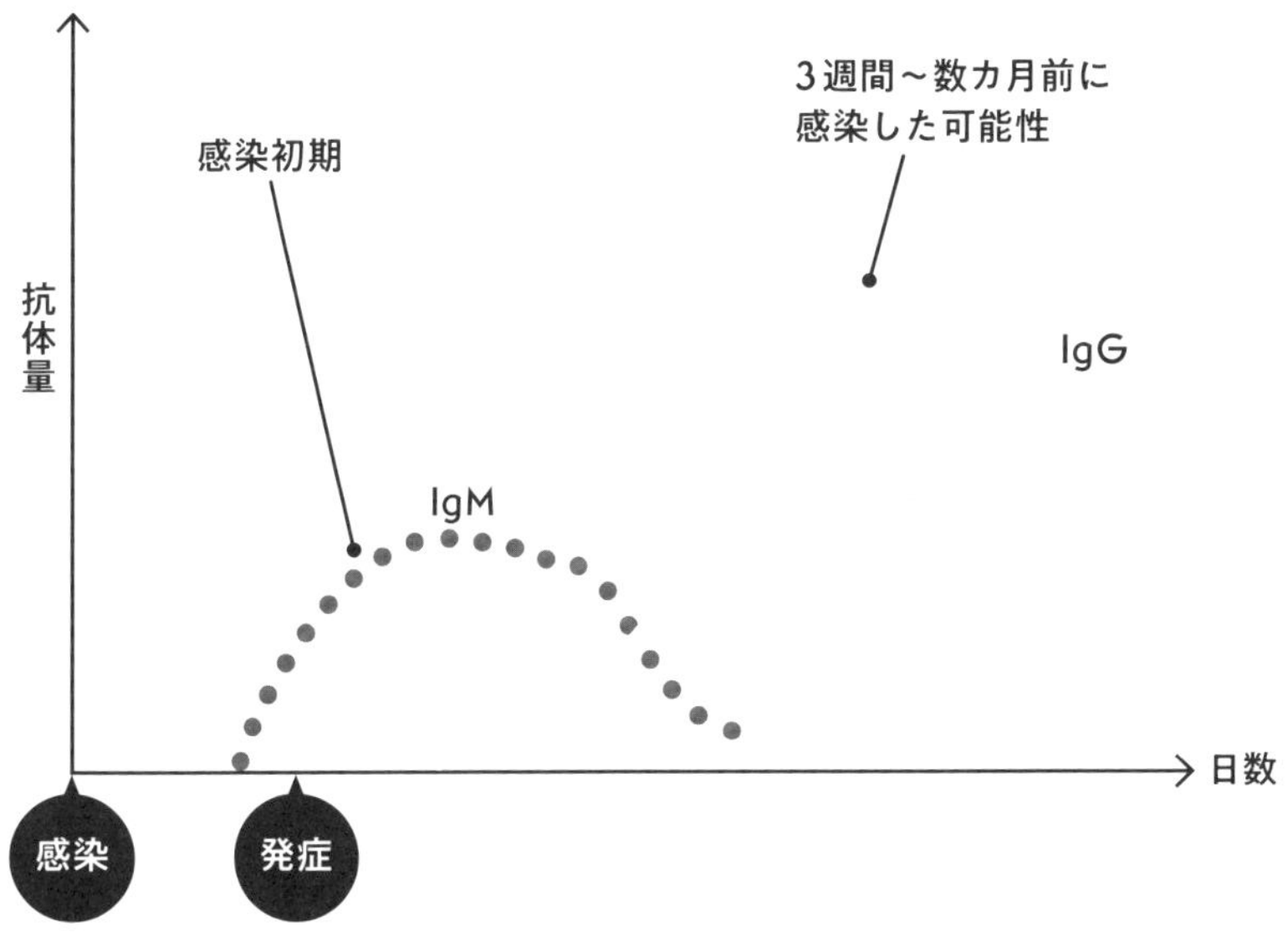

る）までには、1〜2日かかります。ワクチンを接種したからといってすぐには安心できないので、注意してください。

　なお、抗体がつくられる仕組みを利用して感染の有無を調べるのが、抗体検査です。ワクチンを接種していない人の血液中に特定の病原体の抗体が発見されれば、その感染症にかかったことの証明になります。また、病原体が体内に侵入すると、1週間ほどでIgMが、3週間ほどでIgGが増えるため、この量を見れば、感染後どれだけ時間が経っているかがわかります。これにより、いつ感染したのかを割り出すこともできるのです。

正しく理解したい副反応のこと

副反応が起こる理由

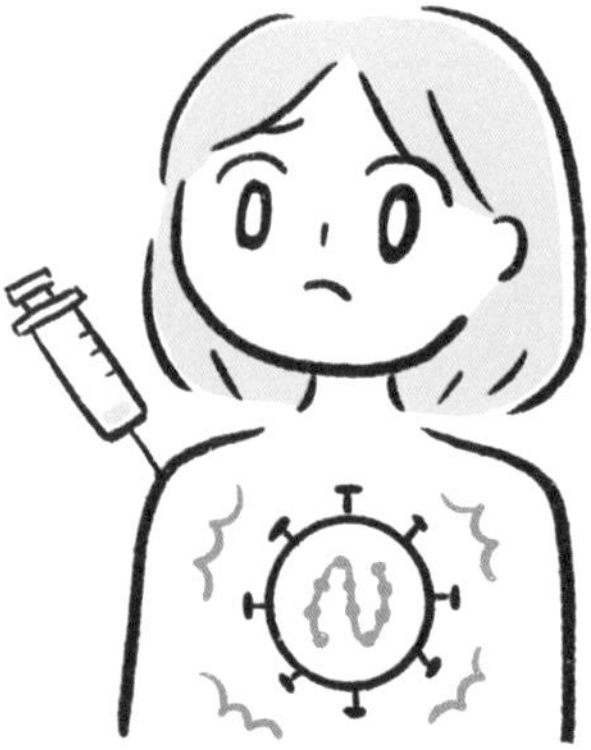

ワクチン自体の影響

病原体の毒性を弱めた「生ワクチン」を接種した場合には、その病原体に感染してしまうケースがある。とはいえ、確率はきわめて低く、症状も軽い。新型コロナウイルスに対するmRNAワクチンは、新しい種類のワクチンであるため、これまで明らかになっていない症状が出る可能性がある。

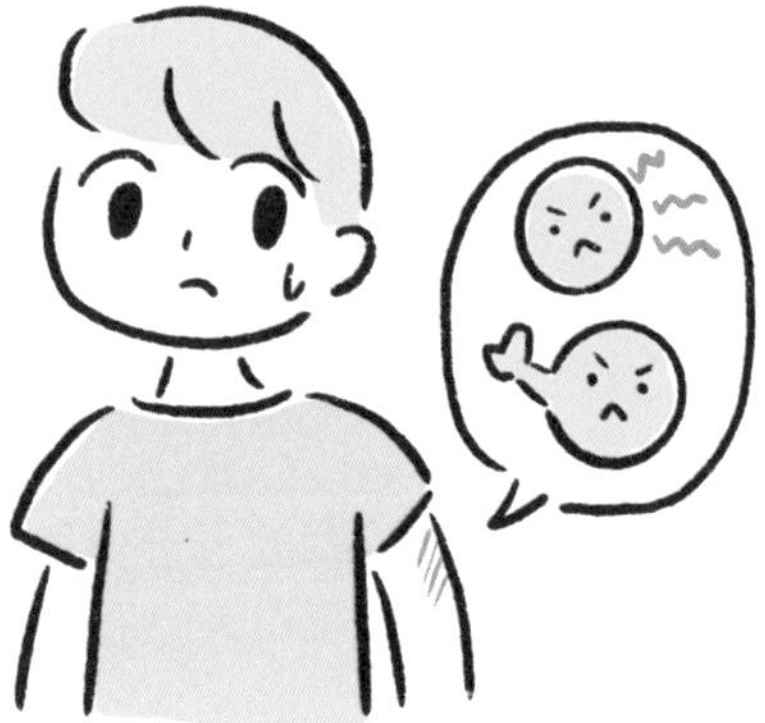

免疫反応によるもの

接種したワクチンは体が異物とみなすため、体内で免疫反応が起こることによって副反応が出る可能性がある。まれに、アナフィラキシーなど、その反応が強く出てしまうことがあるので、接種後は一定時間、注意が必要。

ワクチン接種で起こる、体にとって有害な反応

ワクチンを接種すると、その成分のために熱が出る、腫れが起こるといった症状が表れる場合があり、これを「副反応」といいます。

副反応のほとんどは、体の免疫反応として出るものです。認可されたワクチンで、体質的にも問題がないのであれば、一般的に副反応の症状は軽く、短期間で治まる場合が多いといえます。実際に感染して発症することと天秤にかければ、ワクチンによる副反応は、リスクとして許容できるものです。体質的な

副反応の主な種類

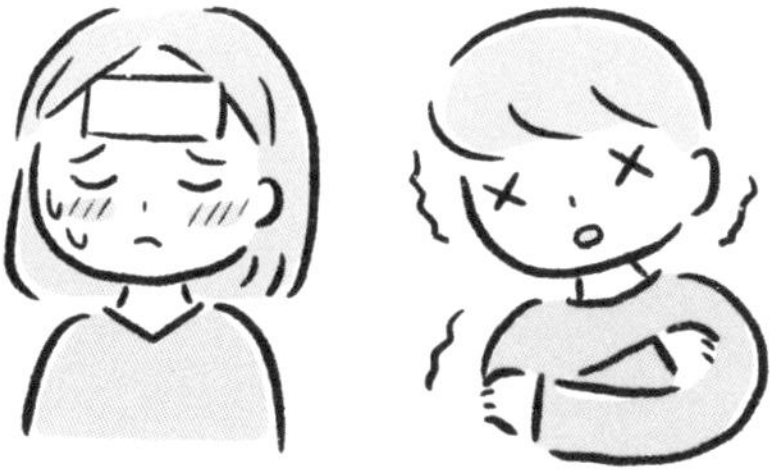

接種部分の痛み、発熱、寒気

接種後24～48時間は、痛み、軽い発熱やそれに伴う寒気などの症状が表れることも。2～3日で治まる場合がほとんど。

頭痛、筋肉痛、倦怠感

頭痛や筋肉痛、また倦怠感なども比較的起こりやすい副反応だが、2～3日で治まる。

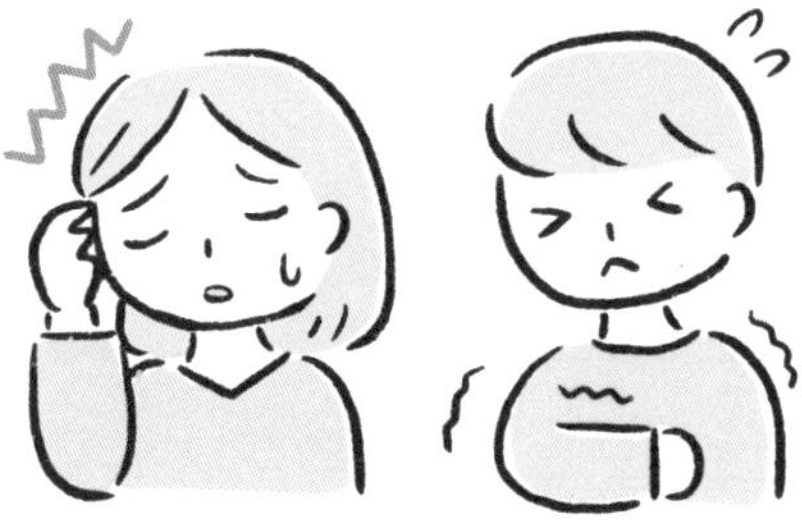

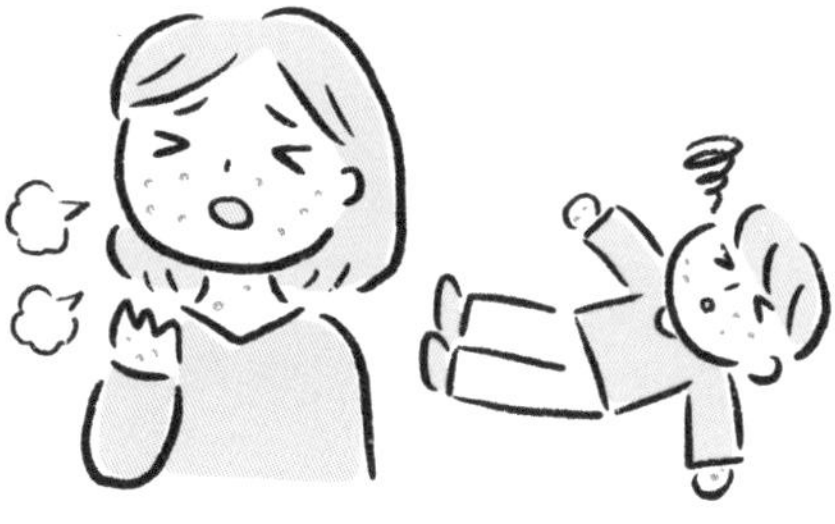

アレルギー反応

かゆみ、発疹、腫れといった、アレルギー反応が出ることもある。複数の臓器で起こる、急性で強いアレルギー反応であるアナフィラキシーの場合は、命に関わることもあるため注意が必要。

問題がないのであれば、「副反応が怖いから予防接種を受けない」などと、ワクチンをむやみに恐れる必要はありません。

　統計的には極めてまれと考えられますが、なかには重大な副反応もあります。複数の臓器に全身性のアレルギー症状が起こり、生命に危機を与えうる過敏反応は、アナフィラキシーと呼びます。ワクチンの副反応でこれが発症する場合は、ほとんどがワクチン接種後30分以内に起きているので、接種後30分ほどは接種した場所にとどまり、体調を観察することが大切です。これなら、副反応が出た場合でも、医師によってすぐに対応できます。

Part 2

体の仕組みと不調の関係

ここでは、免疫機能と関わりの深い、毛細血管、自律神経、腸内環境、細胞呼吸という４つをピックアップ。それぞれの働きを紹介するとともに、これらがどのような状態になることで不調につながるのか、などを解説していきます。

毛細血管の劣化が、体の不調を引き起こす

みなさんは「血管年齢」という言葉を聞いたことはあるでしょうか。近年の研究で、体の若さには血管の若さが深く関係していることがわかってきています。例えば、血液中にコレステロールが多く、血圧の高い状態が続くと、やがて血管は傷つき、硬くなって、血液の通り道が狭くなります。これが、動脈硬化で悪化した血管の状態です。動脈硬化がベースとなり、心臓に血液を届ける冠《かん》動脈が詰まってしまう病気を心筋梗塞といい、命に関わることもあります。

こうした大きな血管の病気とは対照的に、毛細血管の状態に起因する病気はあまり知られていません。毛細血管は、全身の血管の99％を占め、体の隅々にまで張り巡らされている血管です。詰まると即座に命を落とす、ということはありませんが、機能が低下し血流が不足すれば、確実に体に影響が及びます。

肩こりや腰痛、胃炎、生理痛などの不調、シミやシワといった美容の問題は、その部位や器官にある毛細血管の劣化によるものである可能性があります。もし脳の毛細血管が詰まったなら、脳に酸素が届きにくくなり、最終的には認知症を招くことにもなりえます。このように、毛細血管の状態も健康に大きく関わるのです。

毛細血管の劣化による病気

ちょっとした不調は、毛細血管の劣化が原因かも。そのままにしていると、
大きな病気になる可能性もあります。

脳の場合…

毛細血管が詰まる

↓

わずかに脳梗塞が起こる

↓

認知症

毛細血管が詰まって、小さな梗塞が脳のあちこちに発生。気付かないうちに、脳へ届く酸素量が減っていき、やがては認知症に。

胃の場合…

粘膜がダメージを受ける

↓

胃炎

胃の毛細血管が詰まると、胃壁の粘膜に酸素や栄養素が届きにくくなる。すると、粘膜を保護する粘液が減るため、胃酸によって胃壁が荒れてしまう。

子宮、卵巣の場合…

血流が低下する

↓

生理痛、
更年期障害

子宮や卵巣をとりまく毛細血管が詰まると、これら臓器の血流が悪化。冷えも進行して、機能が低下する。それが、生理痛や更年期障害の原因になる。

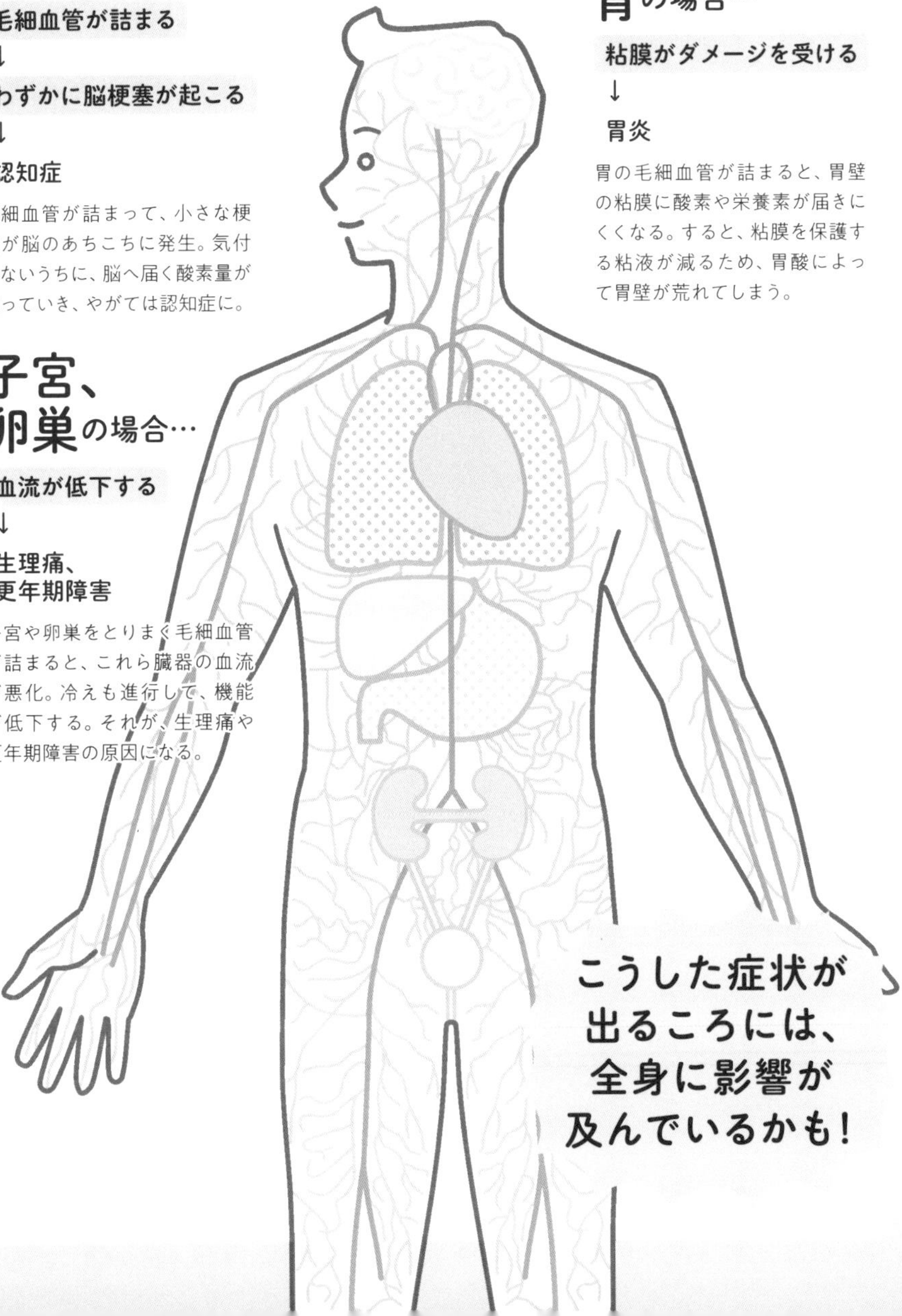

こうした症状が出るころには、全身に影響が及んでいるかも！

糖質の多い食事は、毛細血管を傷つけることにつながる

毛細血管が元気か、はたまた劣化しているかは、そこを流れる血液の質と関係があります。血液がサラサラでスムーズに流れていれば、毛細血管へは何の影響もありません。ところが、例えば日々の食事内容が糖質の多いものばかりだったなら、血液はドロドロになり、それが血管を傷つけることになります。

そもそも毛細血管は、管の内側の「内《ない》皮《ひ》細胞」と、それをとり囲む「周《しゅう》皮《ひ》細胞」でできていて、その名の通りとても細く、直径はわずか100分の1㎜。そして、血液中の赤血球も、これとほぼ同じ大きさです。そのため赤血球は、少し折りたたまれたような形状になり、やっとのことで毛細血管を通り抜けています。

血液が糖質によってドロドロになるということは、赤血球が硬くなったり、赤血球どうしがくっついたりするため、ただでさえ細い毛細血管を通り抜けることができなくなります。最初のうちは血管壁が少し傷つく程度かもしれませんが、それが積み重なって、血管が詰まったり血管に穴があいたりするのです。

とはいえ、それを修復する機能が毛細血管には備わっています。毛細血管の健康には、その機能をしっかり働かせることが欠かせません。

高血糖になる仕組みとその影響

砂糖がたくさん入ったお菓子、炭水化物がたっぷりの料理などが中心の食事を続けていると、毛細血管の中ではこんなことが起こってしまいます。

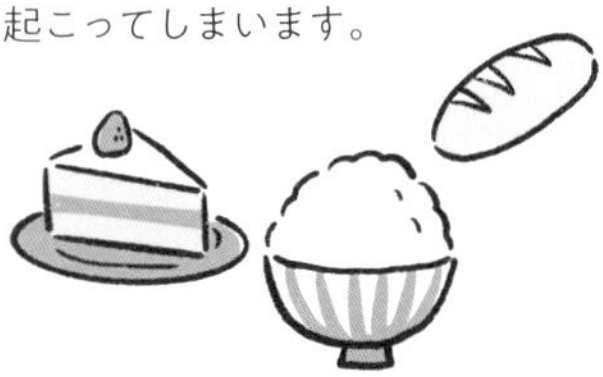

糖質の多い食事をする

甘いもの、白いご飯・パン・麺類などは糖質が多い。食物繊維と一緒にとらない場合は、より多くの糖分を体にとり込むことに。

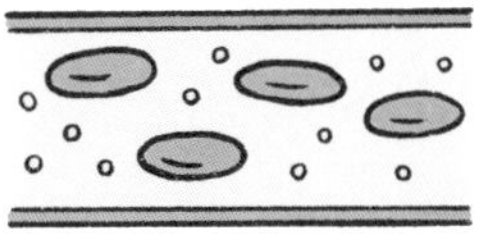

高血糖になる

血液中に糖分が多すぎる状態になる。なお、血糖値を下げるインスリンの働きが弱まってしまうのが、糖尿病。

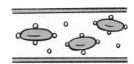

ヘモグロビン+ブドウ糖

ヘモグロビンにブドウ糖が結合

赤血球の中にあり酸素を運ぶヘモグロビンと、ブドウ糖が結合。すると、赤血球は弾力性を失う。また、糖の成分によってベトベトに。

赤血球がスムーズに通れなくなる

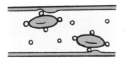

傷がつく

赤血球が血管壁にぶつかったり、くっついたりすることで、血管壁に傷がついてしまう。そして、こうしたダメージが蓄積していく。

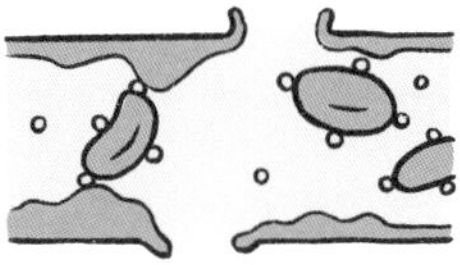

詰まる、穴があく

赤血球が血管を通り抜けられず、詰まる。また、血管壁についた傷が原因で、血管に穴があく。こうして血管がダメージを受けると、その先にある各組織に酸素や栄養素が届きにくくなる。

毛細血管の修復機能

内皮細胞は内側から、周皮細胞は外側から、傷ついた毛細血管を修復。周皮細胞には、毛細血管を締めて血液が漏れ出さないようにする役割もある。

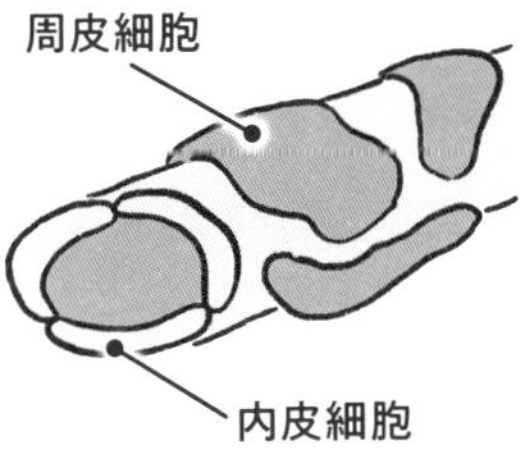

毛細血管の劣化で一番怖いのは、「ゴースト血管」に変わってしまうこと

毛細血管は、全身に血液を巡らせ、血液に含まれる酸素や栄養素をあらゆる細胞に届けたり老廃物を回収したりする、輸送路の役割を果たします。生命活動を支える重要な存在です。

ところが、老化や乱れた生活習慣によって毛細血管は徐々に減少し、60歳代では20歳代の6割程度になることがわかっています。最終的には、毛細血管特有の「ゴースト血管」という状態に変貌してしまいます。

Ｐ44で紹介した通り、毛細血管は自身を修復する機能を持っています。しかし、その細胞も加齢に伴い衰えるため、修復機能が低下すると、毛細血管は穴のあいたホースのような状態になり、中の血液が外へ漏れ出て機能が低下していきます。こうして、血管は存在していてもそこに血液は流れていない、ゴースト血管となってしまうのです。

ゴースト血管の先にある細胞には、血液が行き届かないため酸素や栄養素が運ばれません。老廃物の回収も行われなくなります。これでは細胞本来の機能が十分に働かず、不調や病気を引き起こすことになるのです。

とはいえ、初期段階のゴースト血管は生活習慣次第で何歳からでも改善でき、元気な毛細血管を増やすことも可能。その方法は、Ｐａｒｔ3で紹介します。

ゴースト血管と、それによる症状

血液が流れなくなってしまった先の組織では、
さまざまな不調や病気が起こることになります。

ゴースト血管とは

血管に穴があき、血液が周囲にしみ出るようになってしまった状態。つまり、血液が流れなくなった血管のこと。血管を構成・修復する細胞が衰えることで起こる。

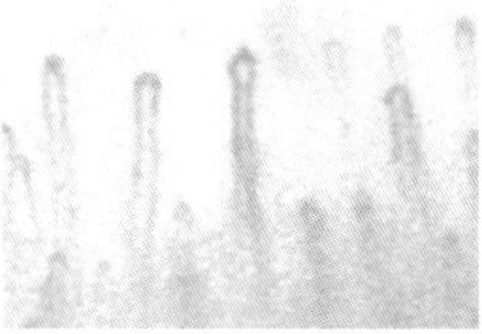

正常な毛細血管
まっすぐ伸び、ヘアピンのようにカーブしている。

ゴースト化した毛細血管
形や太さがいびつで、ぼんやりして見える。

画像提供：あっと株式会社血管美人

引き起こされる不調・病気

不定愁訴

なんとなく体の調子が悪い状態が続くこと。肩がこる、頭痛がする、疲れやすいなど、症状はさまざま。例えば肩まわりの毛細血管がゴースト化しているなら、肩の筋肉の老廃物がきちんと回収されることなく蓄積していき、こりにつながる。

糖尿病の三大合併症

腎症、網膜症、神経障害のこと。腎臓や網膜の毛細血管、末梢神経がダメージを受けることによって起こる。腎症は、血液をきれいにする腎臓の機能が低下し、尿として排出すべき老廃物が血液に混じるようになる病気。尿毒症の状態に陥ると、人工透析が欠かせなくなってしまう。網膜症は、自覚症状がないまま進行し、視力の低下を起こす。最悪の場合、失明することもある。神経障害は、足のしびれや痛みが初期症状として多く、その後、消化や排尿に関するトラブル、不整脈、顔面麻痺など全身に症状が及ぶ。

肌の老化

肌の細胞に必要な栄養素などが不足すると、本来であれば一定のサイクルで行われる、新陳代謝がうまくいかない。これでは古い角質が蓄積し、シミやくすみにつながる。シワや乾燥は、毛細血管を通じて届けられるべき水分が不足している状態。

風邪などの感染症

免疫細胞は血液中に多く存在し、外敵の侵入に備えている。毛細血管が弱ると、免疫細胞を必要とする場所へうまく届けられなくなるため、病原体を抑制する力が低下。風邪を引きやすくなるなど、感染症に抵抗しにくい体になる。

認知症

脳の細胞に変化が起こることによって、脳機能が低下する病気。さまざまな原因があるが、脳梗塞や脳出血に起因する認知症を「血管性認知症」という。

毛細血管と不調の関係4

リンパ液の流れが滞ると、免疫機能が低下する

毛細血管と同様に流れをよくしたいのが、リンパ管です。毛細血管に沿って全身に張り巡らされているこの管は、細胞が排出した老廃物の一部を回収する浄化機能を担います。また、免疫機能を支えるリンパ系の一つでもあります。全身を流れるリンパ液、その通り道のリンパ管、要所要所にあるリンパ節の総称が、リンパ系です。リンパ球と呼ばれるT細胞やB細胞などの免疫細胞はリンパ節に待機し、出番が来るとリンパ液にのって必要な場所へ駆けつけて病原体と闘うため、リンパ液の流れを滞らせないことが重要なのです。

リンパ液は、毛細血管からしみ出た組織液がリンパ管にとり込まれたもの。リンパ管内には逆流防止の弁があり、体の末端から鎖骨下静脈へ、周囲の筋肉の動きによって一方通行で流れます。例えば、足元から上に向かうリンパ液は、ふくらはぎなど下肢の筋肉の力によってゆっくり上行して腹部の「乳《にゅう》び槽《そう》」に蓄えられ、その先は腹圧によってさらに上行し、左鎖骨下静脈の部分で静脈と合流します。

リンパ液の流れには、筋肉量が十分で適度に筋肉を動かすこと、適宜腹圧をかけることが不可欠。運動不足だと、リンパ液が停滞して浄化機能が低下し、免疫機能にも影響するのです。

リンパ節とリンパ液の流れ

血液とともに、免疫の働きを支えるリンパ液。
これに多く存在するリンパ球が、病原体をリンパ節で撃退します。

リンパ液

毛細血管からしみ出した組織液がリンパ管にとり込まれ、リンパ液になる。リンパ液には、T細胞、B細胞などの免疫細胞が含まれ、リンパ液の流れに乗って、外敵の侵入に備えて見回っている。

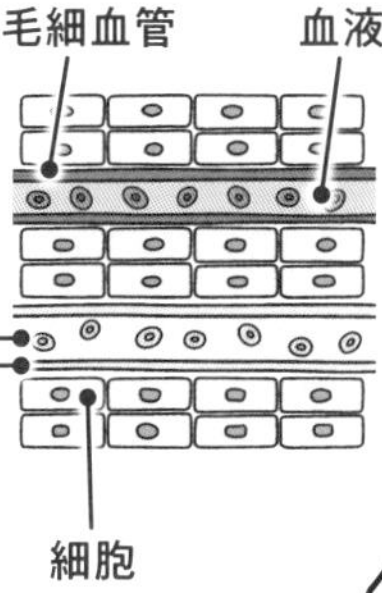

リンパ管

リンパ液を通すための管。血管に沿って走っているが、流れは末端から心臓へ向かう一方通行。末端から集められたリンパ液は、最終的には左鎖骨下静脈に合流する。

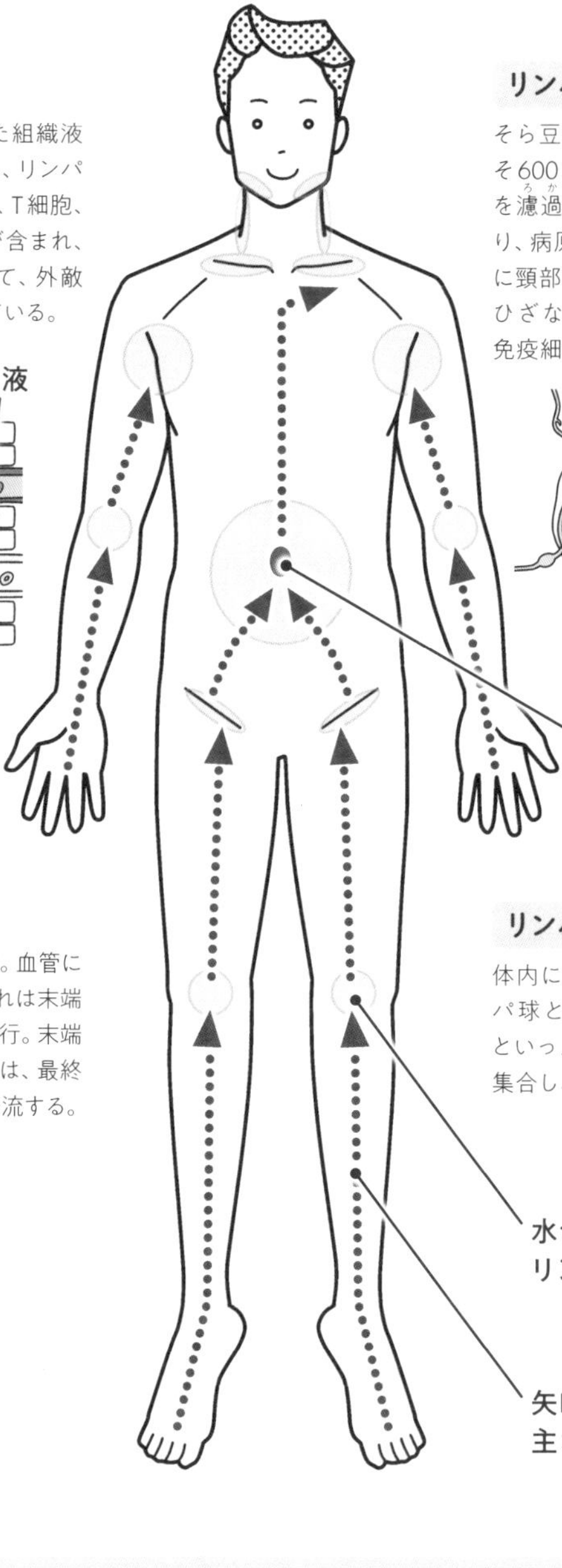

乳び槽
水色の部分が、主なリンパ節
矢印が、リンパ液の主な流れ

リンパ節

そら豆状の器官で、全身におよそ600カ所存在する。リンパ液を濾《ろ》過《か》して老廃物をとり除いたり、病原体を処理したりする。特に頸部、両脇、腹部、脚の付け根、ひざなどのリンパ節が大きく、免疫細胞が多く集まっている。

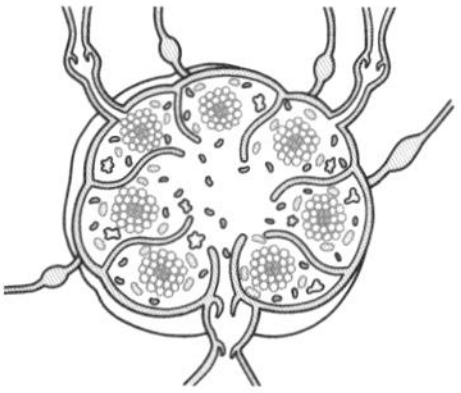

リンパ節で働く免疫細胞

体内に外敵が侵入すると、リンパ球と呼ばれるT細胞、B細胞といった免疫細胞がリンパ節に集合し、連携して病原体を倒す。

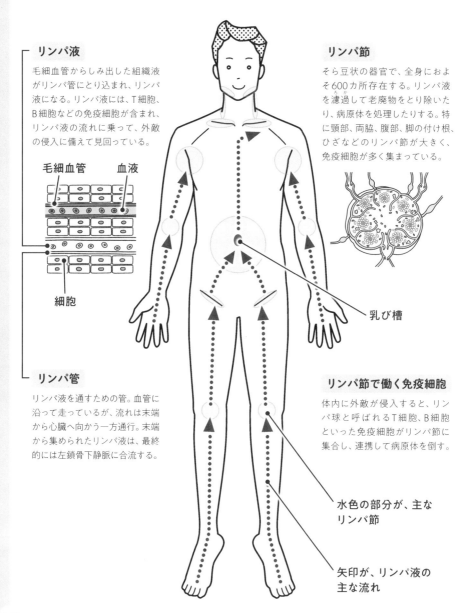

自律神経と
不調の関係1

体内時計の乱れが、自律神経のバランスを崩す

不調の要因はさまざまですが、特に現代人にとってその影響を無視できなくなっているのが、体内時計の乱れです。

人間も生物の一種なので、太陽が昇れば目覚めて沈めば眠るという、一日のサイクルが体に組み込まれています。これに沿って、親時計と子時計からなる体内時計が正しく動いていれば、自律神経は適切に切り替わります。つまり、日中の活動時には交感神経が、夜間の休息時には副交感神経が、それぞれ優位になるようにバランスよく働くのです。交感神経は、鼓動が速くなる、血管が収縮するなど緊張した状態をつくり、体を活動モードにします。副交感神経はその逆で、体をリラックスした状態に導きます。

ところが、例えば過度なストレスを受けたり、夜間にスマホなどの光を過度に浴びたりすると、休息の時間帯でも交感神経が優位になってしまいます。このように、本来のサイクルから大きく外れた生活をして体内時計が乱されてしまうと、本来の時間割が崩れます。これでは自律神経のバランスも崩れ、その影響が積み重なると、やがて不調を来すようになるのです。夜になかなか眠れない睡眠障害なども、こうした影響の一つです。

体内時計と自律神経、ホルモンの関係

私たちの全身に存在する体内時計。これが正しく進まないと、
自律神経やホルモンに影響が及びます。

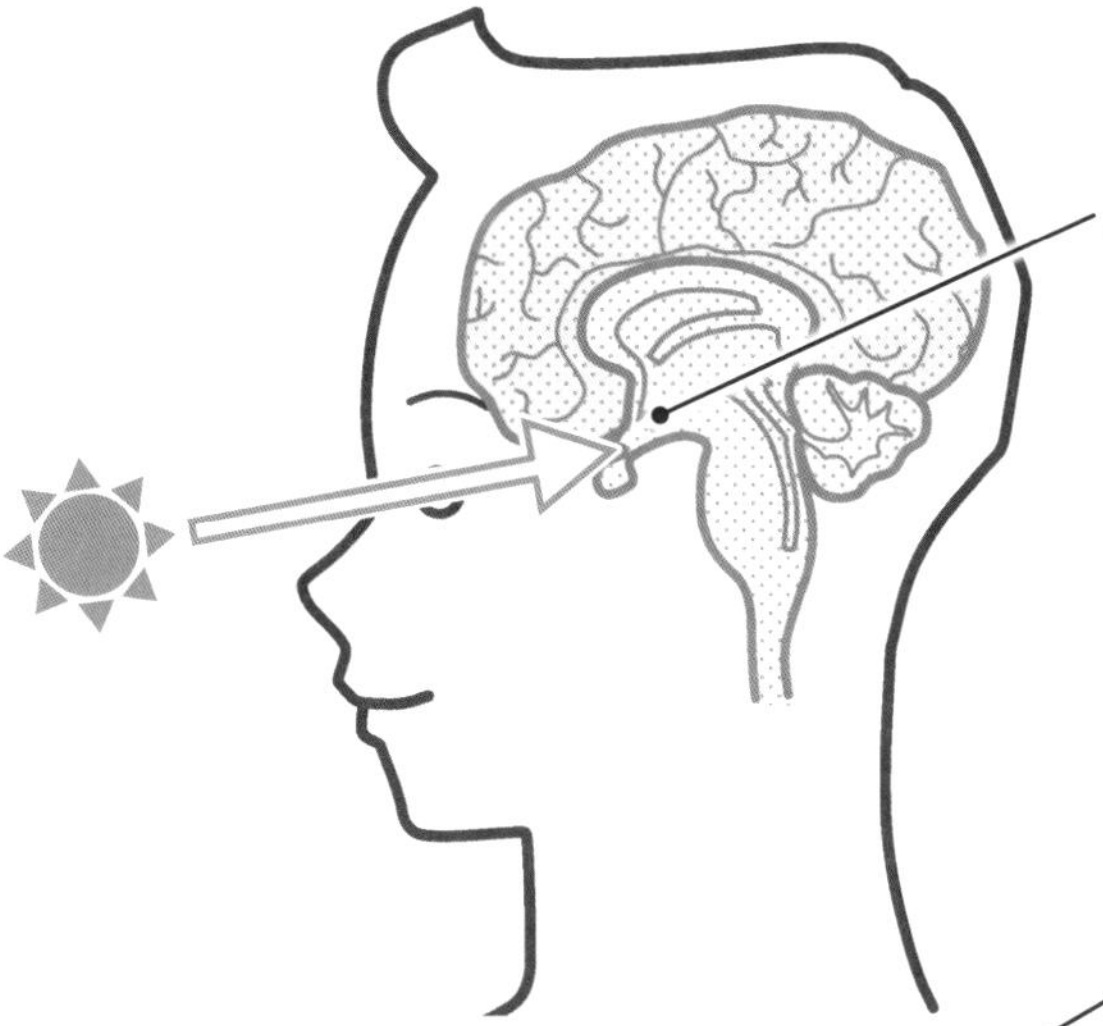

視《し》交《こう》叉《さ》上核《じょうかく》＝親時計

人間の体にはさまざまな器官に体内時計が備わっているが、それらの司令塔を務めているのが、視交叉上核。この器官は脳にある体内時計の中枢で、目から入ってくる光の刺激を受けとって時刻合わせをしている。

夜間に光を浴びる、ストレスを受けるなど

体内時計が乱れる

自律神経のバランスやホルモンの分泌が乱れる

睡眠障害が起こる

さまざまな不調が起こる

親時計

脳内にある体内時計の中枢。光の刺激に応じて体のリズムを定め、それに沿って子時計をコントロールしている。このコントロールには自律神経やホルモンが使われる。

子時計

皮膚、肝臓、心臓、血管といった、全身のさまざまな部位・器官に存在。親時計からの指令に同期して、それぞれの器官をスケジュール通りに動かす。

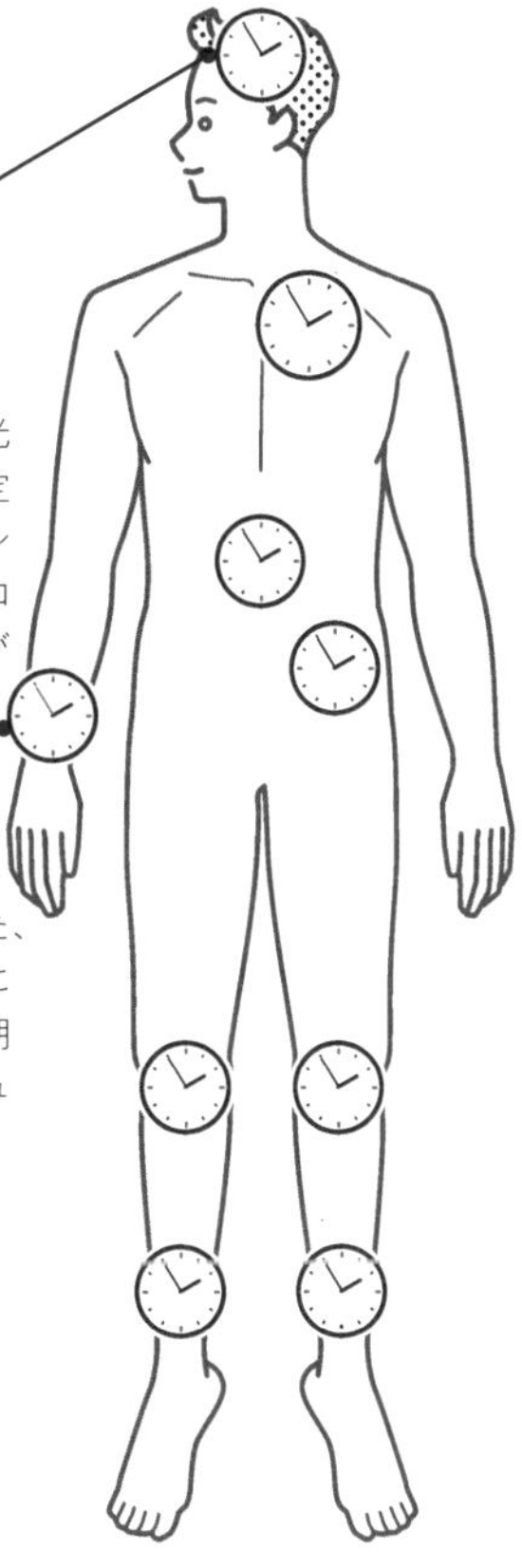

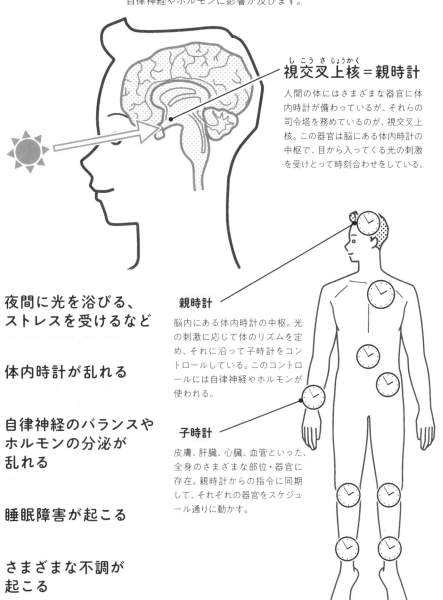

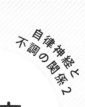

交感神経が優位な状態が続くと、毛細血管は収縮したままになる

Ｐ50で触れた通り、現代の生活では自律神経が乱れやすくなりますが、その多くのケースは、交感神経が働きっぱなしになってしまうというものです。これによる、毛細血管への影響を見ていきましょう。

そもそも自律神経は特に、毛細血管を収縮させたり弛緩《しかん》させたりしてコントロールします。緊張を促す交感神経が優位になると、毛細血管はギュッと収縮し、体の末端への血流を減らします。反対に、リラックスを促す副交感神経が優位になると、毛細血管は広がり、体の隅々にしっかりと血液が届けられるようになります。

つまり、この仕組みのおかげで、本来であれば、日中は脳を働かせたり筋肉を動かしたりすることに集中的に血液を活用でき、そして夜は、内臓をはじめ全身へ血液を行き届かせて、休息、細胞の修復・再生、エネルギー産生などに役立てているのです。

ところが、交感神経が優位なままだと、毛細血管はずっと収縮しているため、体の隅々に血液が届きにくくなってしまいます。この状態では体のメンテナンスが十分にできないので、全身にさまざまな不調を来し、さらに免疫機能にも影響を及ぼすことになります。

2種類の自律神経のバランスで、
毛細血管をコントロール

交感神経と副交感神経という2つの神経系で、毛細血管の動きを調整。
緊張とリラックスをつかさどります。

交感神経

鼓動や呼吸を速めたり、心臓や脳、動かしている筋肉などに血流を集めたりする働きがある。緊張したとき、ストレスを感じたとき、エネルギーを出す必要があるときなどに活発になる。日々の活動を支える神経。

優位になると

副交感神経

鼓動や呼吸を落ち着かせ、血流を体の末端まで届ける。眠っているときや、リラックスしているとき、食事をしているときなどに活発になる。体を休めて修復し再生するための神経。

優位になると

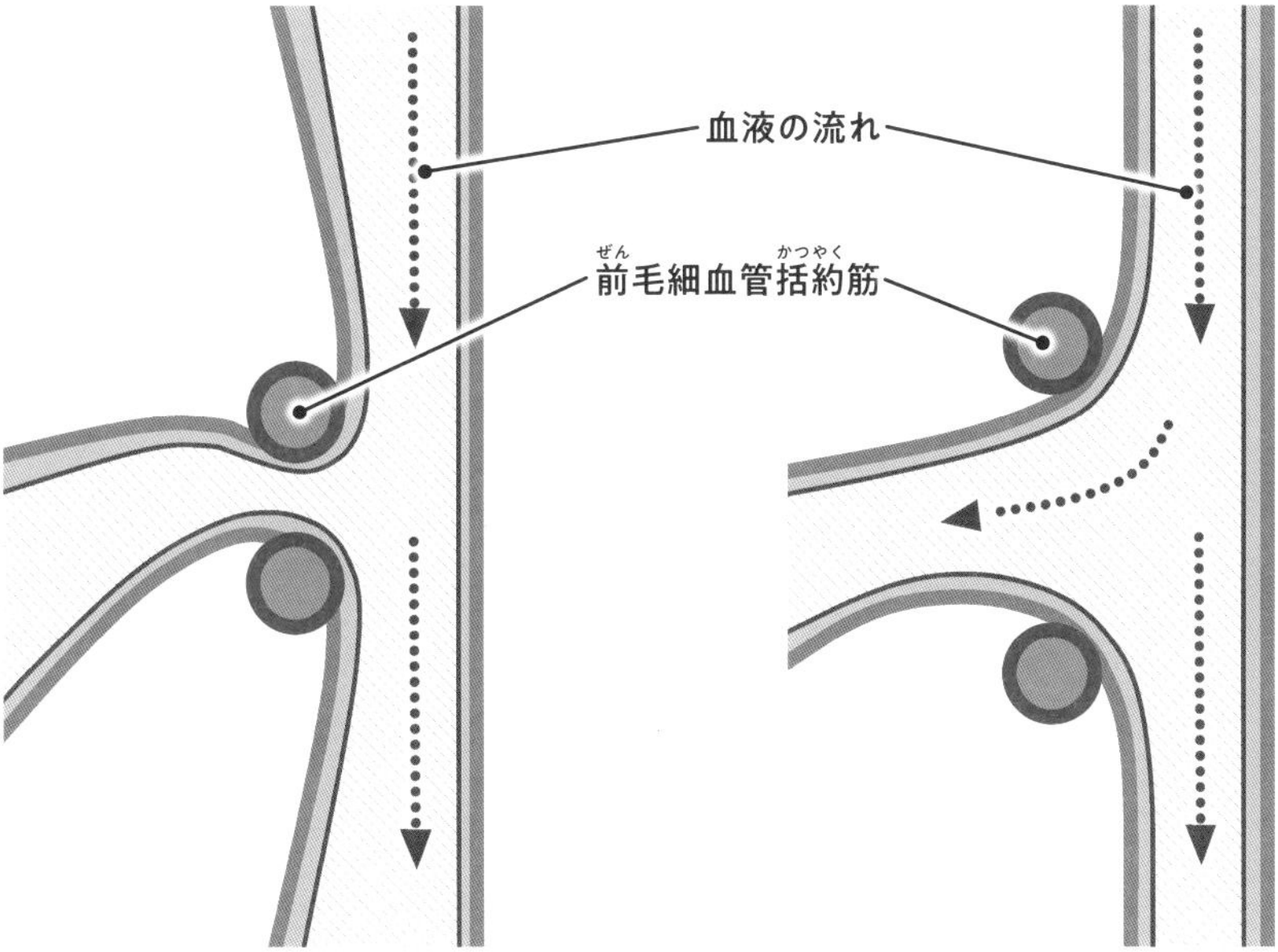

毛細血管が締まる

前毛細血管括約筋という、毛細血管の分岐点にある筋肉が働き、毛細血管がギュッと収縮。これにより、毛細血管に届けられる血液の量が減少し、末端の温度は低下する。その分、例えば勉強中なら脳など、活動している部位へ血流が集中。血圧も上がる。

毛細血管が緩む

交感神経の働きが弱くなり、前毛細血管括約筋が弛緩することで、毛細血管が緩む。すると、毛細血管へ届けられる血液の量は増加。体の末端まで栄養素と酸素が行き渡り、細胞呼吸が活性化。血圧は下がる。

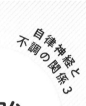

強いストレスが、病気につながるメカニズム

健康のためには、栄養バランスのよい食事や適度な運動、休眠など、生活習慣が大切なことはよく知られています。そして、もう一つの大きな要素として考えられているのが、ストレスコントロールです。「病は気から」といわれるように、心の状態は体に大きく影響します。

では、ストレスを受けると具体的に体はどのように反応するのでしょうか。これには、3つの経路があります。

まず、自律神経。交感神経が優位になり、胸がドキドキして呼吸が速くなる、手足が冷たくなるなどの反応が出てきます。ストレス源に対して最も早く表れる体の動きです。

次に、内分泌系。ホルモン分泌をコントロールしている器官です。ストレスを受けると、副腎皮質から副腎皮質ホルモンが分泌されます。これはコルチゾールといい、適量であればストレスから体を守る働きをします。

最後が、免疫系。強いストレスを長期にわたって受け続けていると、免疫機能が低下してしまいます。風邪を引きやすくなる、肌が荒れる、けがの治りが悪くなるなど、単に不調の原因となるだけではありません。影響が蓄積していくと、がんなどの深刻な病気の引き金にもなってしまうのです。

郵便はがき

おそれいりますが切手をお貼り下さい

1 0 4 - 8 0 1 1

東京都中央区築地5—3—2

株式会社
朝日新聞出版
生活・文化編集部 行

ご住所 〒 電話 （ ）		
ふりがな お名前		
Eメールアドレス		
ご職業	年齢 歳	性別 男・女

このたびは本書をご購読いただきありがとうございます。
今後の企画の参考にさせていただきますので、ご記入のうえ、ご返送下さい。
お送りいただいた方の中から抽選で毎月10名様に図書カードを差し上げます。
当選の発表は、発送をもってかえさせていただきます。

愛読者カード

お買い求めの本の書名

お買い求めになった動機は何ですか？（複数回答可）

1. タイトルにひかれて　2. デザインが気に入ったから
3. 内容が良さそうだから　4. 人にすすめられて
5. 新聞・雑誌の広告で（掲載紙誌名　）
6. その他（　）

表紙　1. 良い　2. ふつう　3. 良くない
定価　1. 安い　2. ふつう　3. 高い

最近関心を持っていること、お読みになりたい本は？

本書に対するご意見・ご感想をお聞かせください

ご感想を広告等、書籍のPRに使わせていただいてもよろしいですか？

1. 実名で可　2. 匿名で可　3. 不可

ご協力ありがとうございました。
尚、ご提供いただきました情報は、個人情報を含まない統計的な資料の作成等に使用します。その他の利用について詳しくは、当社ホームページ https://publications.asahi.com/company/privacy/ をご覧下さい。

強いストレスを受けたときの体への影響

私たちの体は、強いストレスが加わるとどのような影響を受けるのか。
その仕組みを見ていきましょう。

強いストレス

煩わしい人間関係、怒りや不安、暑さや寒さ、けがや疲労など、ストレスの種類はさまざま。激しい運動、長時間同じ姿勢でいること、睡眠不足などもストレスに。

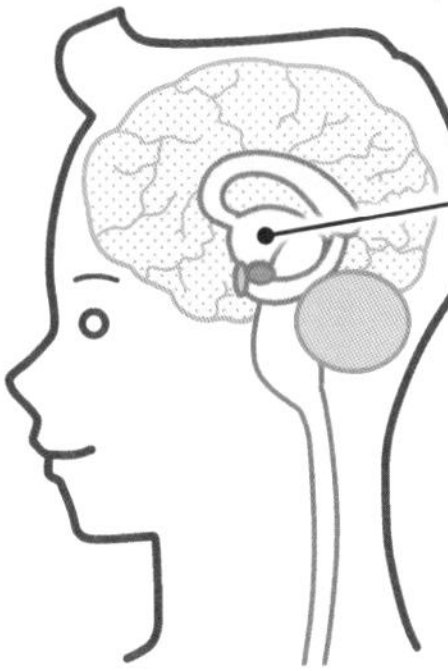

大脳視床下部

間脳《かんのう》にあり、生命活動をコントロールしている司令塔。ストレスを受けると、自律神経と内分泌系に指令を与え、ストレス反応を起こさせる。

自律神経系

交感神経が緊張

自律神経のなかでも、危険などに備えて体を活動的な状態にするのが交感神経。ノルアドレナリンというホルモンを分泌し、副腎髄質に指令を与える。

アドレナリンが増加

副腎髄質がノルアドレナリンを受けとり、アドレナリンを放出。アドレナリンはストレスホルモンの一つで、各器官にストレス反応を起こさせる。

血管が収縮

アドレナリンの刺激を受け、毛細血管を収縮させる前《ぜん》毛細血管括約《かつやく》筋が働く。これによって毛細血管がギュッと収縮し、体の末端に血液が流れにくくなる。

内分泌系

副腎皮質ホルモンのコルチゾールが増加

視床下部からの指令を受けて、副腎皮質よりコルチゾールが分泌される。コルチゾールは、代謝を高めて免疫を活性化させ、ストレスから体を守る。ただし、分泌しすぎると逆効果を生み、副腎が疲労。

DHEAが抑制され老化が進行

性ホルモンのもとであり、若さのホルモンとも呼ばれるDHEA（デヒドロエピアンドロステロン）は、ストレスに対抗して分泌される。ただし、ストレスが強すぎて副腎が疲労すると、分泌されにくくなってしまう。

免疫系

免疫細胞に異常が起こる

交感神経が優位な状態では、白血球の中のマクロファージや顆粒球が増え、副交感神経が優位な状態では、リンパ球が増える。ただし、強いストレスを受け続けると、白血球全体の働きが低下することに。

免疫機能が低下

免疫機能を担う白血球の働きが低下するため、免疫機能自体が弱まってしまう。

腸内環境が悪化すると、心身の不調を招く

従来、腸は食べ物を消化・吸収する器官としてのみ働くものと捉えられてきました。しかし最近では、生命活動を維持するうえで重要な、そして多岐にわたる働きをしていることがわかってきています。

まず、免疫系。食べ物にはさまざまな病原体も含まれているため、それに対処するためにも、腸には多くの免疫細胞が集まっています。

また、体にとって大切なさまざまなホルモンを分泌する細胞が、腸にも存在しています。

さらに、腸は独自の神経系を持っていることも明らかになっています。ストレスを受けるとおなかが痛くなる、というように、脳で考えたことは腸へ伝えられますが、その逆に、腸から脳へも情報は伝えられているというのです。

つまり、腸内の状態が悪いと、それは脳にも影響するということ。実際、うつやパーキンソン病といった疾患を持つ人は、便秘や下痢など腸の不調も抱えているケースが多い、との研究結果があります。

加えて、腸の免疫機能やホルモン分泌の働きに不具合があれば、その影響を受けて体のさまざまなところに不調が表れる可能性があるのです。

脳腸相関により、腸と脳の不調は相互に影響

脳と腸の相互の関係、「脳腸相関」とはどのようなもので、
どれほど健康と関わっているのか、見てみましょう。

イライラ
パーキンソン病
うつ
発達障害

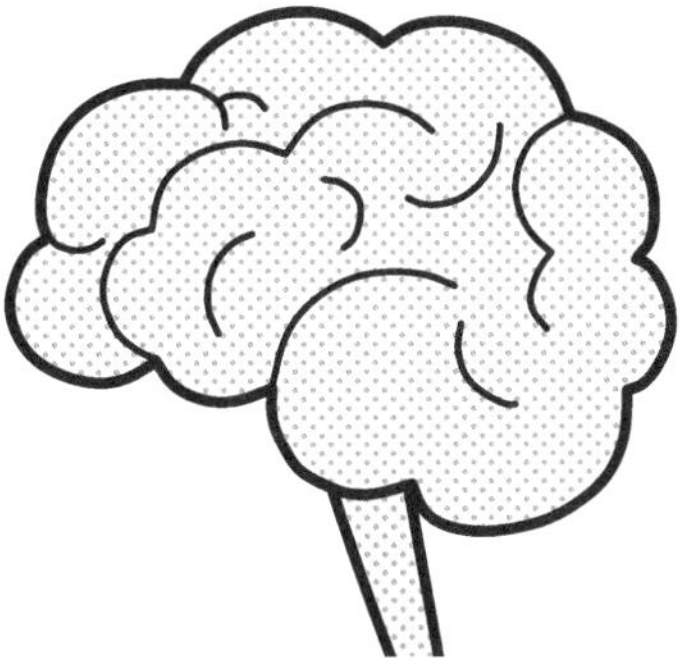

脳から腸への伝達

ストレスを抱えていたり、イライラ、ゆううつな気分などマイナスな感情があったりすると、その情報は脳に伝えられる。これが、腸の消化機能や、そのほかの働きに影響を与える。

情報交換

自律神経系　内分泌系　免疫系

腸は、消化器としての働きのほかに、免疫系、内分泌系、自律神経系といった機能も担っている。脳からネガティブな情報が伝えられるとストレス反応を起こし、これらの機能に不調を来してしまう。例えば、強いストレスを感じて下痢や便秘を起こすなど。

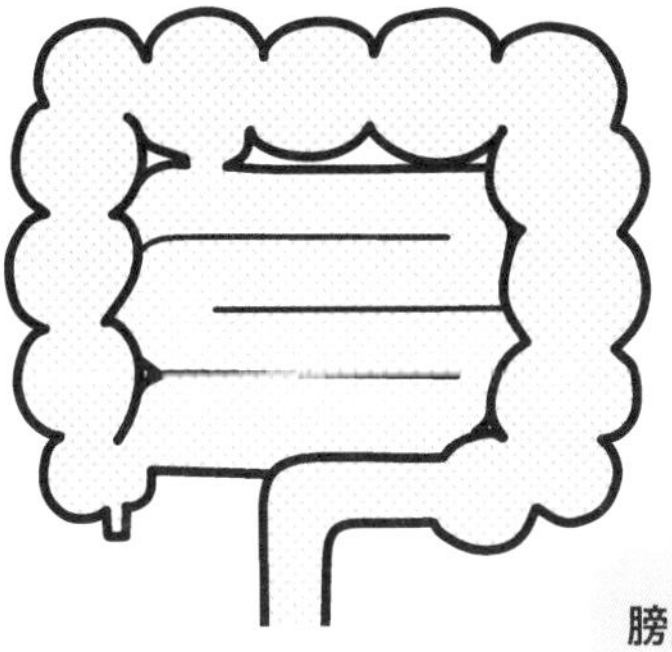

腸から脳へ伝達

下痢や便秘、おなかの張りなど、腸の状態が悪くなると、その情報は脳へと伝えられ、脳にストレスを与える。そして、さらに腸の状態を悪化させてしまう…など、悪循環を引き起こすことに。

下痢
便秘
膀胱炎

腸は、病原体と免疫細胞が闘う場所

口から入ってくる食べ物は、体にとっては異物です。菌やウイルスを含んでいる場合も多々あります。そうした病原体を血液内にとり込んでしまわないように、腸には免疫細胞が多く存在。全身の免疫細胞の実に約70%が、腸にあるのです。

なかでも重要な役割を果たしているのが、小腸の下のほうにあるパイエル板《ばん》。いくつかのリンパ節が集まってできた器官で、絨毛《じゅうもう》が未発達な平たい部分です。パイエル板の外には、M細胞という見張り役の免疫細胞が待機していて、異物を発見すると、その情報をパイエル板内の免疫細胞に伝えます。これを受けて、マクロファージやT細胞などが順次病原体を攻撃するのです。

こうした腸内での免疫機能に、腸内環境が影響を及ぼすことはいうまでもありません。健やかな腸内環境が保たれていれば、免疫細胞の働きがよくなり、免疫機能が強まります。

腸内環境は、腸内の善玉菌、日和見《ひよりみ》菌、悪玉菌のバランスによってつくられています。善玉菌が多ければ、腸内環境は良好です。しかし、食べ物や生活習慣、精神状態などの影響で便秘や下痢をすると、悪玉菌が増えてしまいます。日和見菌は無害ですが、腸内環境が悪くなると、体に害を与えます。

腸内環境と免疫細胞

腸内環境は、免疫機能にも大きな影響を与えます。腸を拡大して見てみると、
免疫細胞はこんな働きをしているのです。

全身の免疫細胞の約70%は腸にある

食べたものは唾液《だえき》や胃酸によって殺菌されるが、腸にまで有害な物質が届くこともある。この病原体が血液中にとり込まれないよう、腸には、全身の免疫細胞の約70%にあたる数が待機している。

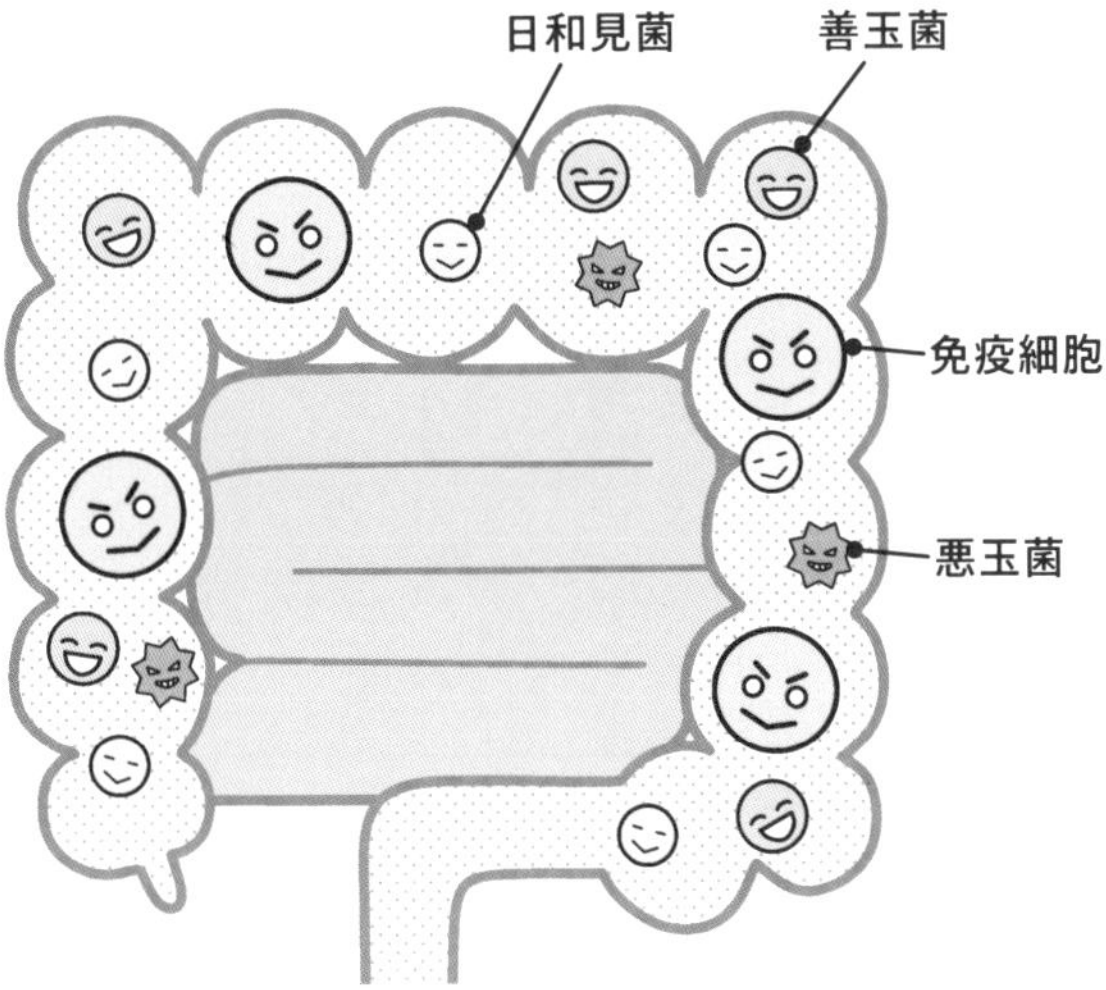

小腸で病原体と闘う

腸の免疫機能で大切な役割を担っているのが、小腸の下部にあるパイエル板。病原体を発見すると、免疫細胞に情報を伝達する。そして顆粒球やリンパ球などがそれぞれ働き、病原体を攻撃。

パイエル板まわりに免疫細胞が集結する

パイエル板の中やその周辺には、免疫細胞が多数存在。M細胞の連絡を受けると、樹状細胞、マクロファージ、T細胞、B細胞などがそれぞれの役割を果たし、外敵を攻撃する。

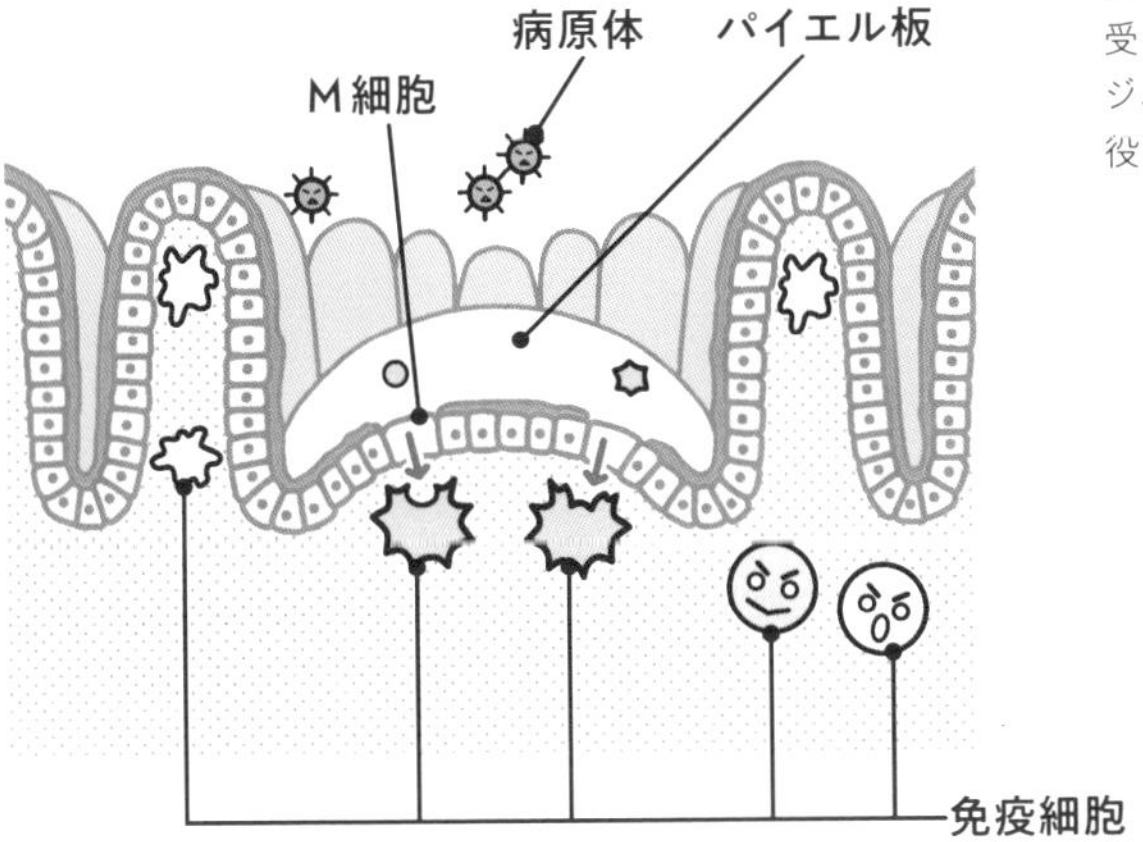

M細胞

小腸の腸壁で、見張り役を務める。ここを通過する病原体を発見すると、その存在をパイエル板の免疫細胞に知らせる。

免疫細胞

マクロファージ、樹状細胞の伝達によって、T細胞、B細胞などが病原体を攻撃。

小腸には、毛細血管とリンパ管が張り巡らされている

毛細血管とリンパ管が全身の隅々まで張り巡らされていることは、前述した通りです。両者の役割をざっくりいえば、毛細血管は酸素や栄養素を届ける上水道のようなもので、リンパ管は老廃物を回収する下水道のようなもの。ただし、器官によってその役割は異なります。

ここで注目したい器官が、小腸です。小腸の毛細血管とリンパ管は、栄養素の吸収という役割を担っています。小腸の構造を含めて詳しく見てみましょう。

小腸の内側の壁、粘膜は、ヒダ状になっているのが特徴です。その表面を拡大してよく見ると、絨毛《じゅうもう》という、とても細かい突起で覆われていることがわかります。この絨毛一つひとつの中に、毛細血管とリンパ管が通っていて、食べたものの栄養素を吸収しています。絨毛をすべて広げた場合、つまり小腸の表面積は、大人の場合だとテニスコート1面分にもなります。絨毛があることにより、効率よく栄養素を吸収できる仕組みになっているのです。

こうして栄養素の吸収が行われるからこそ、全身の細胞へ必要な栄養素が届けられ、健康が保たれます。もし、小腸で栄養素をうまく吸収できなくなると、細胞の機能は低下し、免疫機能も落ちていってしまいます。

小腸の粘膜にある絨毛には、毛細血管とリンパ管がいっぱい

絨毛の内部には毛細血管とリンパ管が集結していて、
栄養素を効率よく体内へとり込める仕組みになっています。

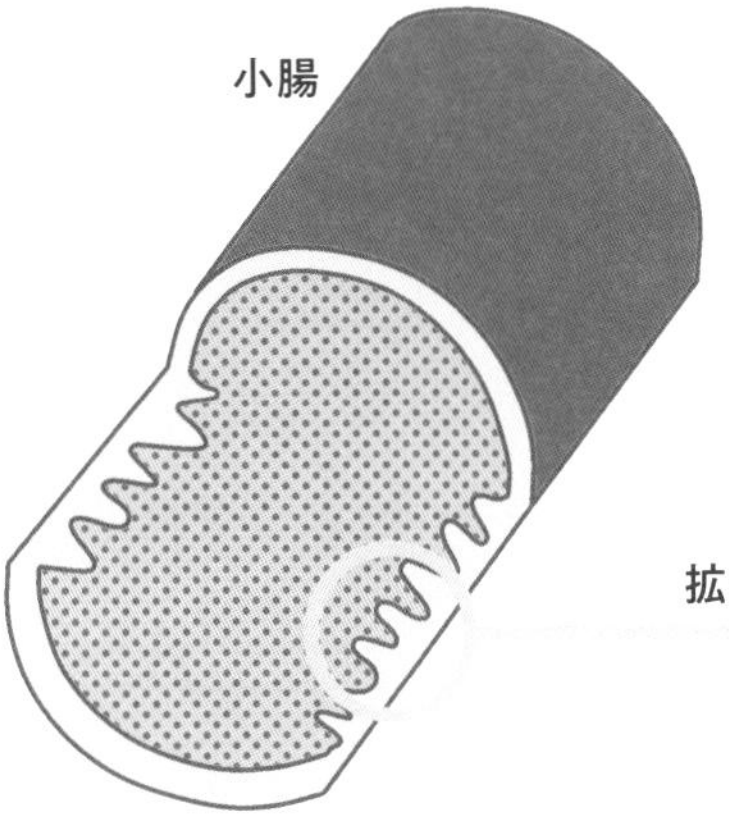

絨毛

小腸の内壁は絨毛で覆われていて、ビロードの生地のよう。この絨毛によって表面積を広くすることで、栄養素を効率よく吸収できる仕組みになっている。

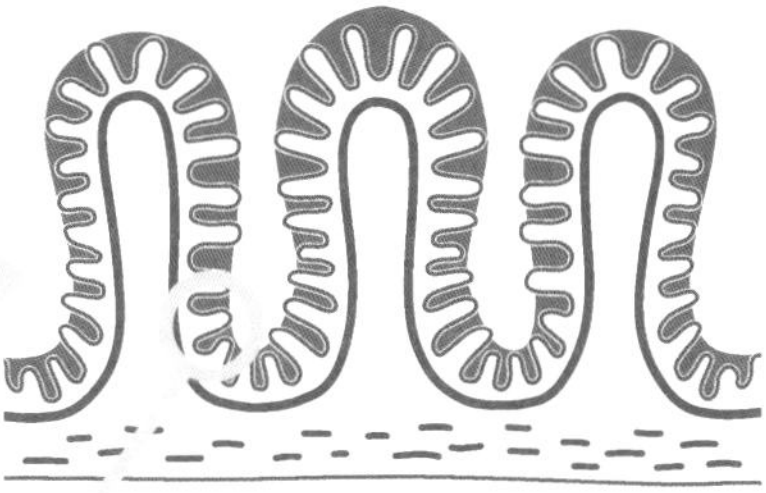

絨毛一つひとつの中には、毛細血管とリンパ管が走っている

拡大

毛細血管

食べ物に含まれる栄養素のうち、ブドウ糖とアミノ酸をとり込んで、最終的に肝臓へと送り出す。

リンパ管

絨毛の中心を柱のように通っている。絨毛からとり込まれた栄養素のうち、脂肪分を吸収する。

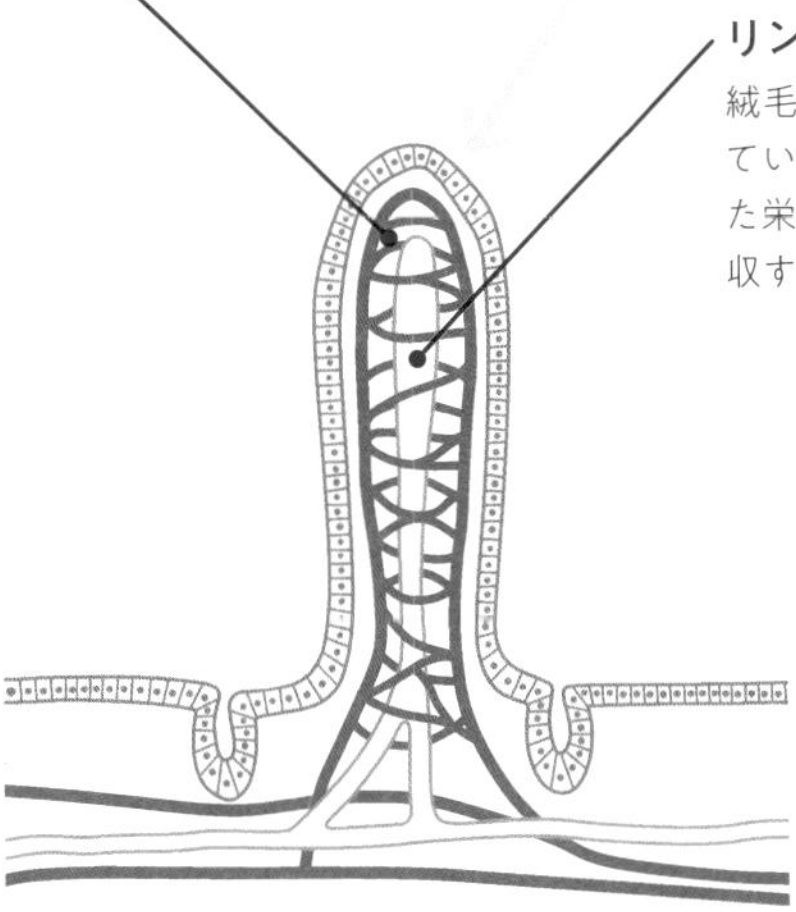

ここが、栄養素を吸収する部分。その状態が悪いと、免疫機能が低下！

細胞呼吸と
不調の関係！

「細胞呼吸」のカギを握る「ミトコンドリア」

　ここまで、毛細血管、自律神経、腸内環境に関するさまざまな生命活動を紹介してきました。さらにミクロの視点で見ていくと、細胞に行き着きます。

　私たちの体を構成する約60兆個もの細胞は、その一つひとつが酸素や栄養素を消費したり、老廃物を排出したりしています。この酸素と栄養素からエネルギーを生み出すプロセスのことを、「細胞呼吸」といいます。

　細胞呼吸を担うのは、細胞の中にある「ミトコンドリア」です。ミトコンドリアは、細胞に届けられた酸素や栄養素を合成して、ＡＴＰ（アデノシン三リン酸）というエネルギーにつくりかえます。体内の活動は、これを使って行われます。ＡＴＰは体内にストックできないため、ミトコンドリアは不眠不休で細胞呼吸を行い、トータルすると一日あたり、自分の体重ほどのＡＴＰを産生します。ＡＴＰは体内で最も多くつくられる物質で、通常1分以内に消費されます。ミトコンドリアは、いわばエネルギーを産生する工場です。

　何らかの原因で細胞呼吸が弱まると、全身の健康に影響し、免疫細胞にもその影響は及びます。病原体をブロックし、病気を引き寄せない強い体をつくるためには、細胞レベルから健康を考えていく必要があるのです。

細胞呼吸が滞るメカニズム

私たちの生命活動を支えている細胞呼吸。
その大切な営みを滞らせてしまう原因は、次のような流れです。

ストレスなどで、交感神経が優位な状態が続く

毛細血管が締まる（①）

毛細血管の血流が悪くなる（②）

栄養素と酸素が、細胞内のミトコンドリアに届かない（③）

ATPがつくられない（④）

免疫機能が低下する

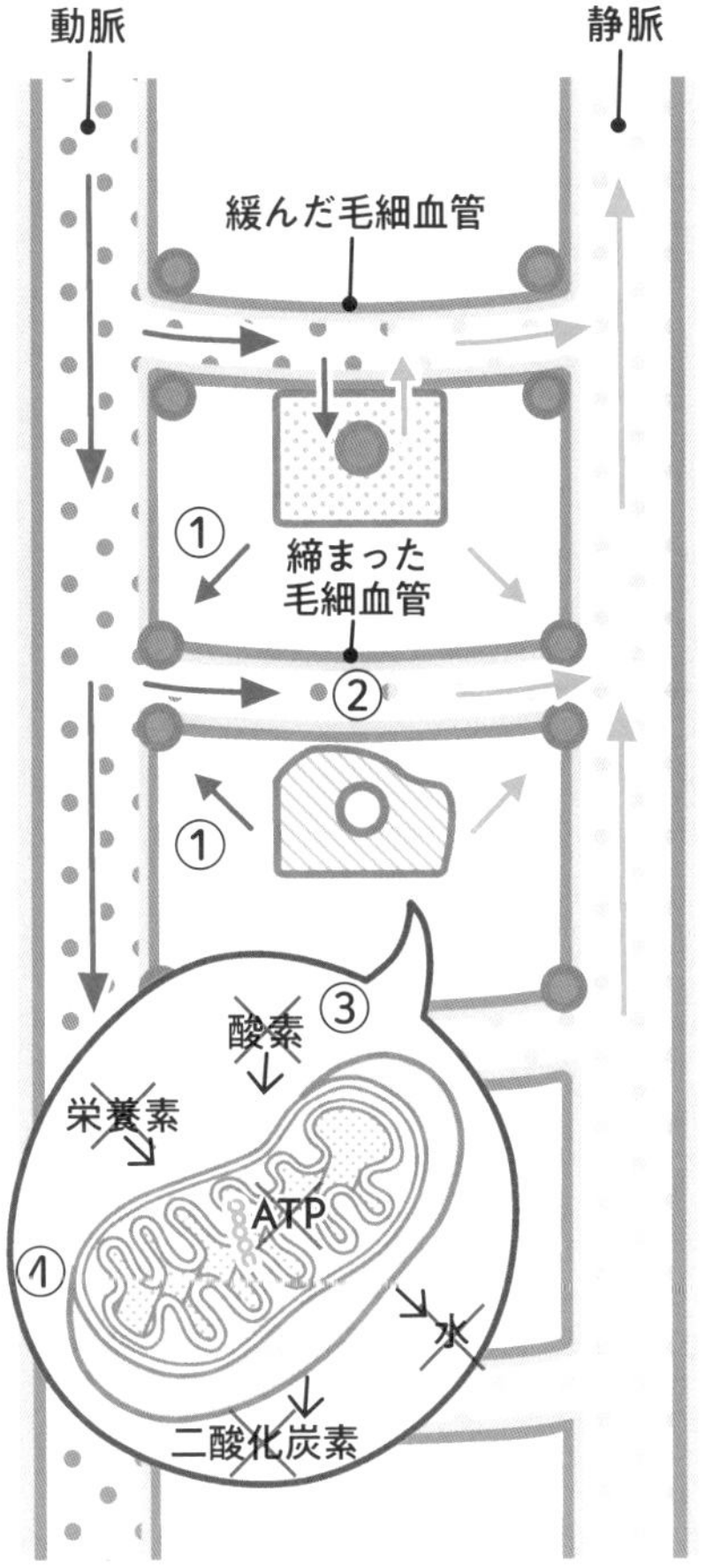

ミトコンドリア

細胞の中にあるミトコンドリアは、酸素と栄養素を原料に、ATPというエネルギー源をつくる。ところが、毛細血管の血流が低下して酸素や栄養素が細胞に届けられなくなった場合、材料が不足し、エネルギーをつくれなくなってしまう。そのため免疫機能も低下。

「活性酸素」の増加で、細胞呼吸は低下する

細胞呼吸に関してもう一つ押さえておきたいのが、「活性酸素」です。活性酸素は、ミトコンドリアがＡＴＰをつくり出す過程で必ず発生するもので、適量であれば病原体を攻撃する働きをします。

ところが、激しい運動、喫煙や過度な飲酒の習慣があったり、ストレスを抱えていたりすると、活性酸素は大量発生し、体の細胞を攻撃しはじめます。これでは細胞呼吸が妨げられ、細胞は劣化・老化することになります。

なお、体には本来、活性酸素を除去するシステムが備わっていますが、加齢とともに働きは低下してしまいます。

こうして劣化した細胞では、細胞呼吸が滞り、その部位の機能が落ちていきます。これが続くと、老化につながります。肌の細胞で起こればシミやシワになり、筋肉で起これば肩こりや腰痛を引き起こすのです。

より重大な結果をもたらすのが、脳の細胞が劣化した場合です。活動にたっぷりの酸素と栄養素を必要とする脳で細胞呼吸ができないと、脳は機能をうまく果たせなくなっていきます。つまり、全身のコントロールにも支障を来すのです。なんとなく調子が悪い不定愁訴が起こるようになり、がんなどの深刻な病気を招くこともありえます。

細胞呼吸の低下による細胞の変化

細胞呼吸が阻害されるもう一つの大きな原因が、活性酸素です。
そのメカニズムを見てみましょう。

正常な細胞

ミトコンドリアによるエネルギー産生が行われている。酸素や栄養素からATPをつくると、その副産物として活性酸素が発生。適度な活性酸素は、細菌やウイルスを攻撃するのに役立つ。

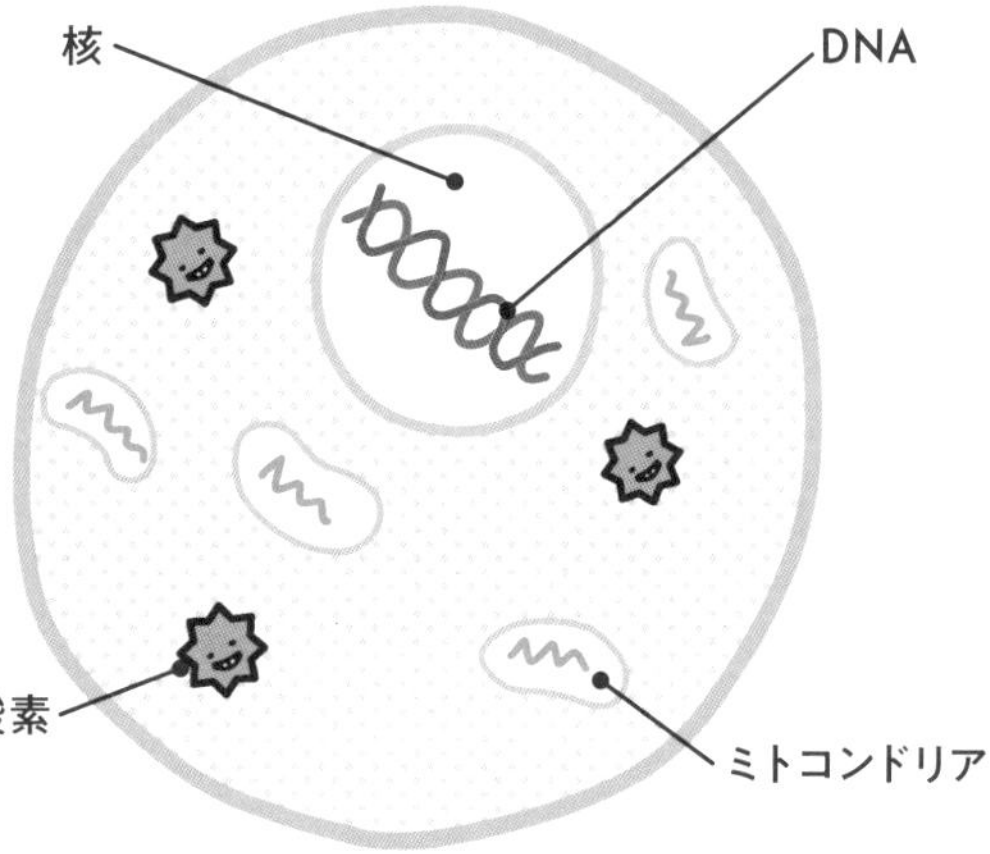

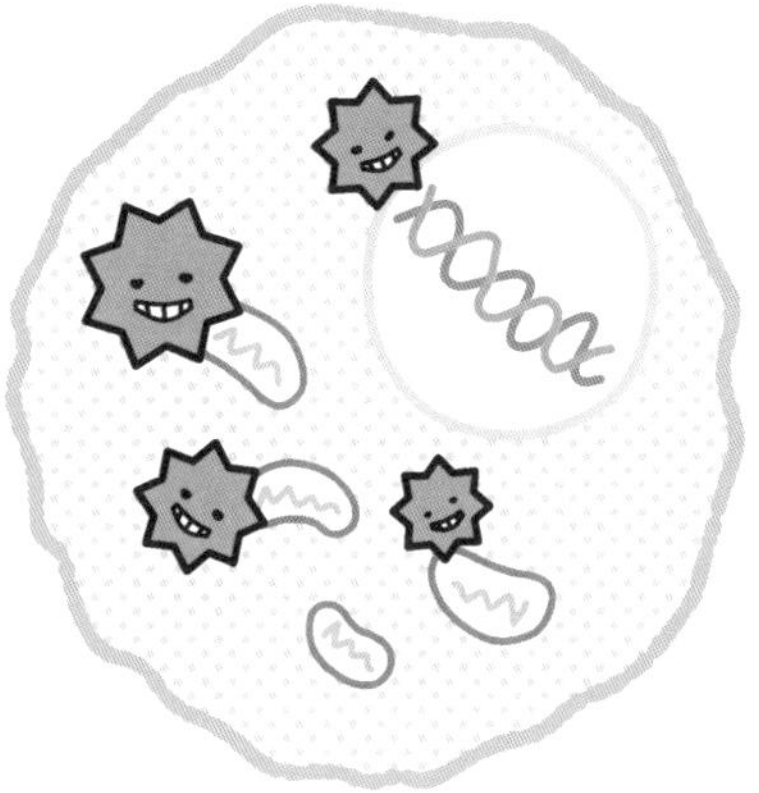

活性酸素が大量発生してしまうと…

激しい運動、喫煙、ストレスなどによって大量発生した活性酸素は、やがて体の組織に害を与えはじめることに。まずは、細胞内の物質を酸化させ、細胞呼吸を妨げるようになる。

細胞の老化や機能障害、がん化も

栄養素や酸素がとり込まれず、また、老廃物が排出されないため、細胞はさらに老化。その部位の機能低下を招く。なお、細胞の核にダメージが及ぶと、細胞分裂が正しく行われなくなり、がん細胞がつくり出されてしまうことも。

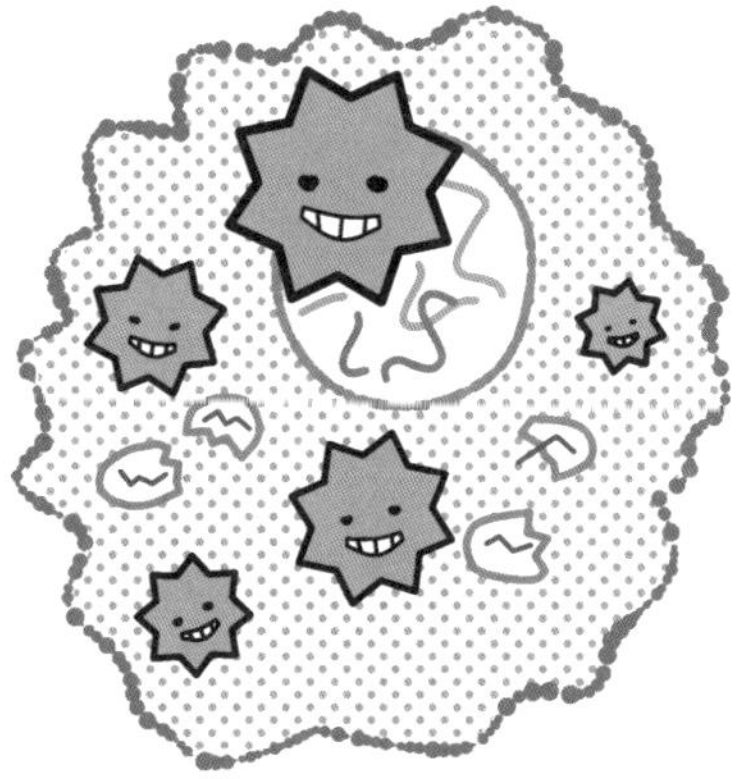

再確認しておきたい、正しい感染症対策

私たちの体に免疫機能があるとはいえ、そもそも病原体を体内に入れないことが重要です。対策方法をおさらいしましょう。

マスクをつけるときは？

不織布

せきやくしゃみ、会話によって自分が拡散させる飛沫量を20%程度に減少。また、空気中を漂う微細な飛沫も含め、吸い込む飛沫量を30%程度に抑えられるというシミュレーション結果が。

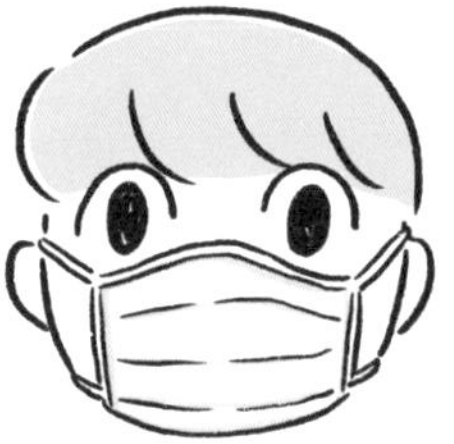

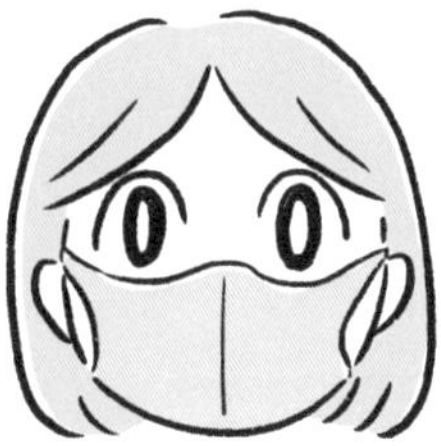

布

自分が出す飛沫量は、不織布と同程度まで低減できる。ただし、吸い込む飛沫量は、何もつけない場合の5割程度しか抑えられない。おしゃれづかいの布マスクに不織布マスクを重ねるトレンドも出てきている。

複数の対策を重ねて安全性を高める

どの感染症に対してもいえるのは、こまめな手洗いやうがい、そして、適度に換気をして室内の空気を清浄に保つのが大切ということです。

新型コロナウイルスにはまだまだ未知の部分が多いですが、わかってきたことも多くあります。まず、飛沫感染や空気感染をしやすいということです。

そこで、マスクが重要になってきます。マスクは、くしゃみやせき、会話などによる飛沫を周囲にまき散らすのを防ぐ役割があります。また、会話したと

うがいをするときは？

うがい薬

さまざまなウイルスや細菌、真菌などに効果のある殺菌・消毒成分を含むため、一定の効果はある。ただし、使いすぎると口腔内の常在細菌にダメージを与えてしまうので注意。

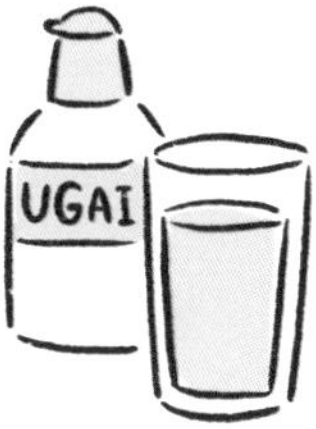

緑茶

抗菌作用のあるカテキンが豊富。新型コロナウイルスに対する効果も確認された。口腔内にダメージを与えないうえ、もちろん飲んで害になるものでもないので、高齢者や子どもにも安心。

手をきれいにするときは？

せっけん

液体でも固形でもOK。界面活性剤を含むため、ウイルスや菌の殺菌・除菌に効果がある。20秒ほどかけて隅々までよく洗ってから、流水ですすぐことが大切。

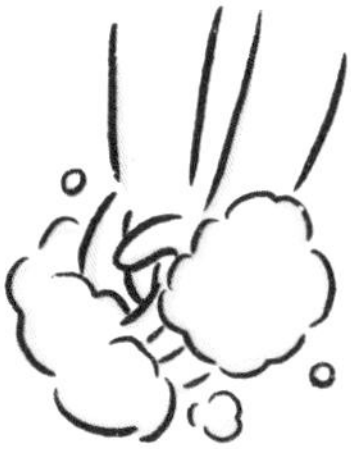

アルコール消毒液

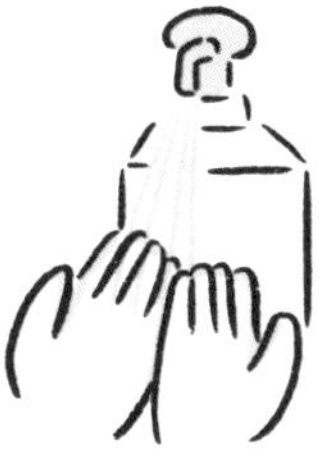

ウイルスの外側の膜（エンベロープ）を壊し、不活化する。持ち歩くことで、こまめに消毒できる。商品の説明書をよく読んで、使用量や使用方法を守りながら使うように。

きの相手の飛沫や、空気中を漂う微細な飛沫が、顔に触れないように守る機能もあわせ持っています。

素材や装着の仕方によって、飛沫の飛散率・防御率は異なります。大切なのは、知識に基づいて正しく用いること。また、いかに機能が高いマスクでも、病原体を完全に防ぐものではないことを知っておきましょう。マスクをしていれば大丈夫、ということはありません。生活とのバランスをとりながら、自分にできるさまざまな対策をいくつも重ねることで、可能な限り自分の身を守っていく、という意識が大切です。

1 ウイルスや菌を体内に入れないために

マスクの正しいつけ方

1

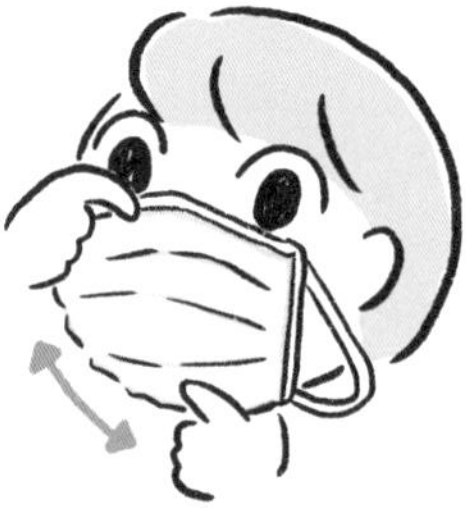

表裏・上下を確認し、ノーズピースを鼻の形に合わせ、ヒダをあごまで伸ばす。表裏やヒダの方向は、商品の取扱説明書で確認を。

2

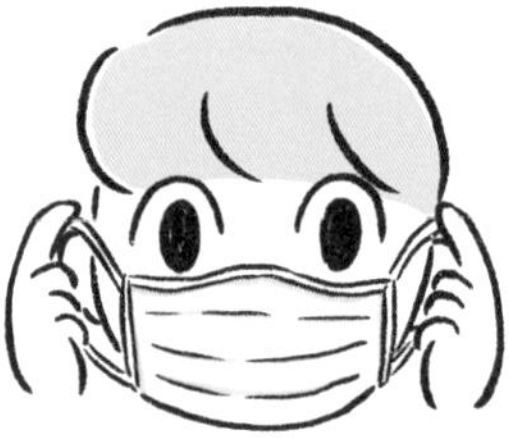

ゴムひもを耳にかけ、マスクを顔にフィットさせる。肌との間に隙間ができないよう、できるだけ密着させることが大切。

不織布と布の違い

不織布は布目が細かく、病原体をブロックする効果が高い。対して布マスクは布目が粗いため、十分な効果は得られない。マスクを二重にしてつける際も、不織布のものを2つ用いるのがよい。ただし、酸欠には注意を。

対策は正しく行わなければ効果が半減！

せっかくさまざまな対策をしているつもりでも、その方法が間違っていたり、完全ではなかったりして、十分な効果を得られていないケースが多々あります。正しい対策方法を知っておきましょう。

まずマスクは、ウイルスをブロックする効果の高い不織布のものを選んで、正しく装着すること。鼻からずり落ちていると、くしゃみなどをしたときには鼻から飛沫を飛散させてしまいます。鼻の頭からあごまでを確実に覆いましょう。また、マスクと皮膚の間に隙間があると、そこからも飛沫が拡散・侵入しま

手の正しい洗い方

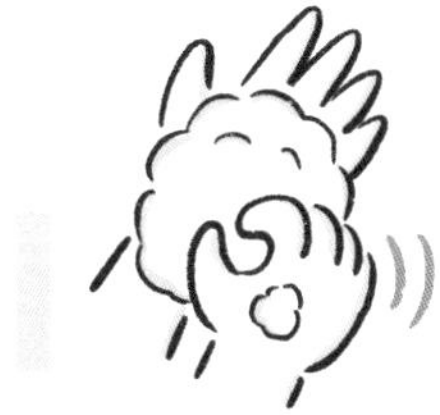

手を水で濡らし、せっけんをつけて泡立てる。手のひら、甲をよくこすり、指先も1本1本まんべんなくこする。

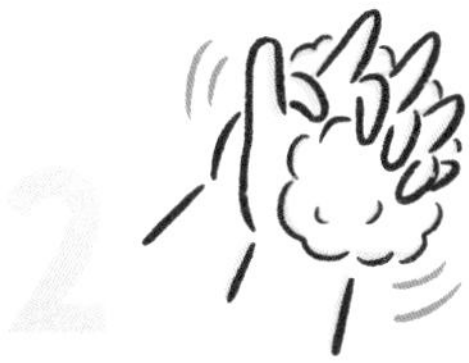

両手を握り合うようにして、指の股をよくこする。また、親指をもう片方の手で握るようにして、ねじりながら洗う。

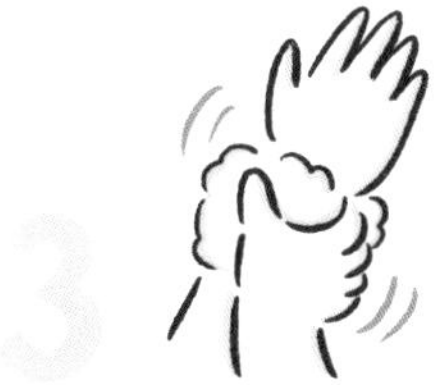

手首までしっかり洗う。流水ですすぎ、清潔なタオルで水けをしっかりと拭きとる。使い捨てのペーパータオルもおすすめ。

アルコール消毒液の正しい使い方

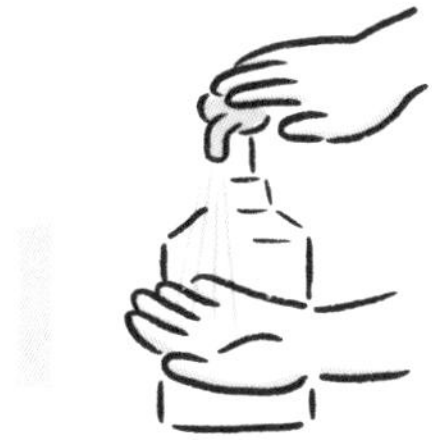

手のひらを上に向けて軽く指を曲げ、1プッシュ分の消毒液をとる。少量では効果が不十分。

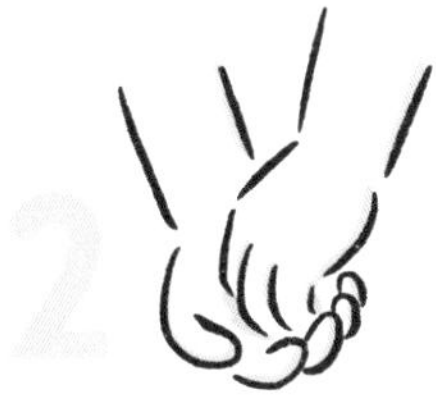

まずは指先に液をすり込む。続けて、手のひら、甲と、順に液をよくすり込む。

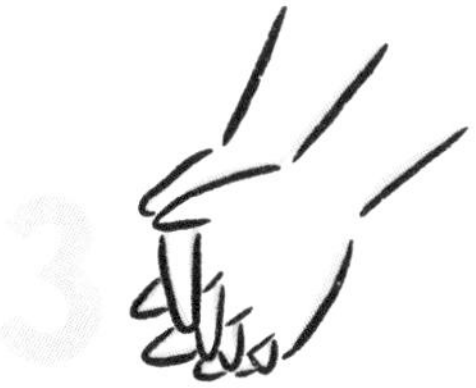

手洗いのときと同様に、指の股、親指、手首にもまんべんなく液をすり込む。乾くまで、念入りに。

す。できるだけ、ぴったりと皮膚にくっつくように装着を。そのうえで、より慎重を期す必要がある場合は、マスクを2枚重ねて使うのもいいでしょう。なお、顔の大きさ、凹凸具合などに個人差があるので、いろいろなマスクを試して自分に合うものを選ぶことも大切です。

　そして手洗いは、指先から手首まで洗い残しのないように。洗った後の手を拭くときも、清潔を意識しましょう。アルコール消毒では、十分な量をしっかりとすり込むこと。

　このように、それぞれ正しい方法があります。ポイントを押さえて実践し、病原体を体内に入れない生活を送りましょう。

2 のどからの感染リスクを抑えるために

うがいは頻繁に正しく行う

うがいの回数が多いほど、のどが潤った状態を保てる。付着する病原体の数を減らし、感染率を低減するのに役立つ。生活のなかで、機会を見つけてうがいする習慣をつけて。

口うがい

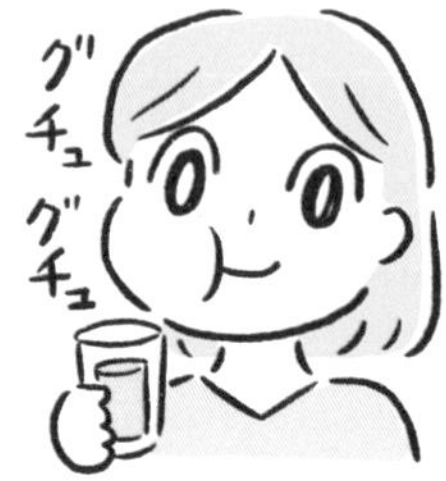

水を口に含み、口の中で強めに「グチュグチュ」させながら口腔内をよくゆすぎ、吐き出す。これを3回繰り返す。

のどうがい

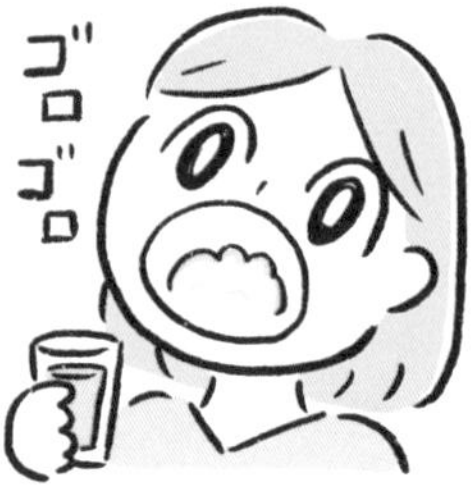

新しく水を口に含み、上を向いてのどの奥に水を留めるようにしながら、15秒程度「ゴロゴロ」させ、吐き出す。

常に潤いのある状態にしておくこと

マスクをしていても、病原体を完全にブロックすることは困難です。鼻や口からウイルスなどが侵入してきたときは、のどの粘膜が、免疫のガードシステムの要となります。

そんなのどの粘膜は、乾燥していると病原体が侵入しやすい状態になるため、感染リスクが高まることに。そこで心がけたいのが、のどの粘膜の保湿です。

有効なのは、こまめなうがい。帰宅したときだけでなく、出勤時など建物に入ったタイミング、食事の前、トイレに行った際など、機会を見つけては、うがいをする習慣をつけましょう。こ

殺菌作用のある成分を利用

うがい薬は、感染が心配なときに。緑茶のカテキンは、体にやさしいのがメリット。ただし、水で洗い流すだけでも十分にうがいの効果はある。適宜使い分けて。

こまめに水を飲むことも有効

のどの潤いを保つには、うがいだけでなく水分補給も有効。定期的に水を飲むようにしたい。これにより、口腔内を清潔に保つこともできる。

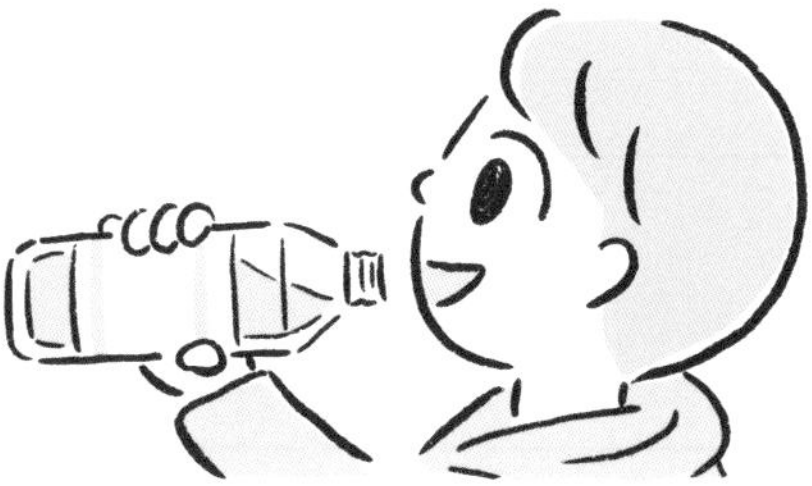

れで、のどは潤いのある状態が保たれ、加えて、粘膜に付着した病原体をすぐに洗い流すことができます。つまり、病原体がそれ以上侵入したり、増殖したりするのを防ぐことができるのです。なお、こまめに水やお茶を飲むことも有効です。

　のどや口腔内を消毒する場合には、うがい薬を用いるのもいいでしょう。ただし、うがい薬を頻繁に使うと、口腔内に存在する有益な常在菌まで殺してしまう可能性があります。カテキンを含んでいる緑茶など、うがい薬より作用の弱いものを利用するのもおすすめです。

Part 3

免疫機能を強化する生活習慣

体に備わった免疫機能を十分に働かせるには、自律神経や毛細血管などを理想的な状態にしておかなければなりません。そこで重要になってくるのが、生活習慣です。ここで紹介するおすすめ習慣を、朝起きてから夜眠るまでの要所要所でとり入れてみてください。

あなたは大丈夫？

こんな生活習慣や体の状態が、免疫機能を下げる

Part1～2で見てきたように、私たちの体には本来、病原体から身を守る免疫機能が備わっています。

ところが、それがきちんと働いて不調知らずな人もいれば、うまく働かなくてすぐに体調を崩してしまう人もいます。これには、普段どんな生活を送っているのか、ということが大きく関わってきます。

ここで、自分の平均的な一日の生活を振り返ってみてください。左ページ以降にあげるような習慣や体の状態に、あてはまるものはないでしょうか。これらはすべて、免疫機能の低下に関わってくるものです。

健康的な生活習慣を続けたいとは思っているものの、仕事などの事情でどうしても難しい、という人も多いでしょう。まずはせめて、ここであげたようなNG習慣を断ち切っていくように心がけてみてください。

一つひとつを見ていくと、意外と簡単にできることも多いと思います。日中はできるだけたくさん歩く、就寝前にスマホやパソコンは見ないなど、ちょっとしたことから実践していきましょう。

そのうえで、後ほど紹介する具体的な生活習慣をとり入れていくことも、おすすめします。

1 入浴はシャワーで済ませる

忙しいからと入浴をおろそかにしてしまっている人こそ、ゆったり湯船につかるべき。シャワーを浴びるだけでは、副交感神経を優位にすることが難しく、睡眠の質に影響し、免疫機能を下げる結果につながる。ぬるめのお湯にゆっくりつかれば、水圧が適度に筋肉を刺激するので、体をほぐすのにもよい。

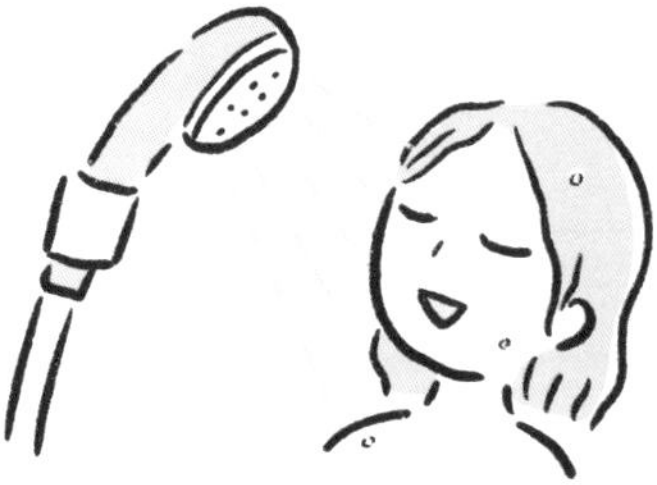

2 睡眠時間が平均的に6時間を切る

睡眠には、脳を休めるほか、全身の細胞に栄養を与えて修復し、老廃物を排出するといった働きがある。それらを完了させるには、7時間程度は眠ることが必要。6時間を切る睡眠では、休のリカバリーができない。長期にわたって睡眠時間が6時間を切るようでは「睡眠負債」が大きくなり、がんなどを招く危険もある。

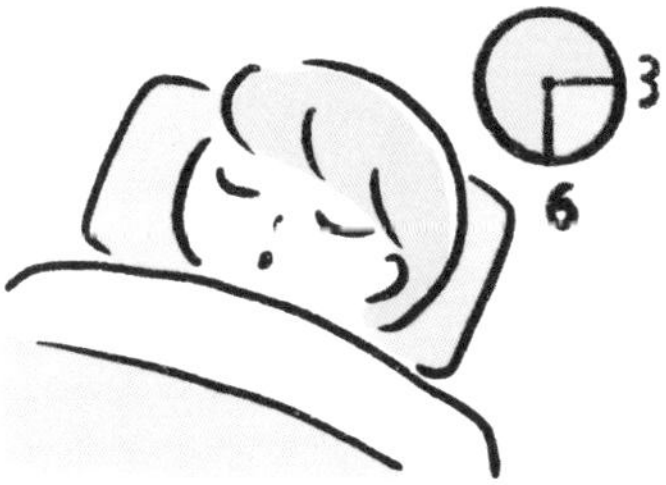

3 眠る直前までスマホを見る

本来なら、夜は光の刺激がなく、朝日によって体内時計がリセットされる。それなのに、夜、特に眠る直前にスマホやパソコンなどの強い光を受けると、睡眠ホルモンが抑制され、体内時計は混乱。自律神経の働きに悪影響を与え、免疫機能の低下につながる。睡眠も阻害され、昼夜逆転などの睡眠障害を招くこともある。

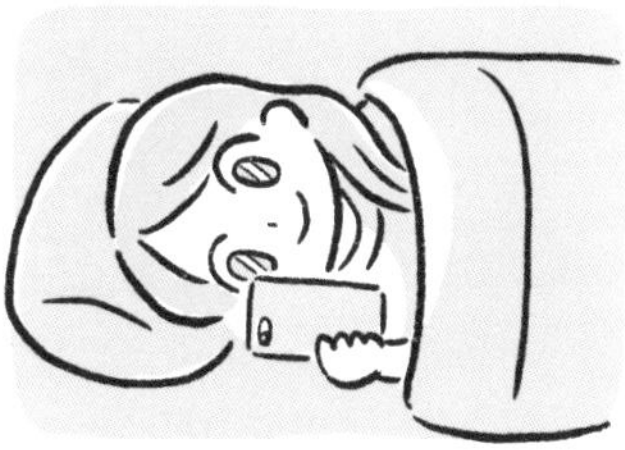

4 スマホで長時間ゲームをするのが日課

スマホなどで目から入る光や情報が多くなるほど、交感神経が優位になりやすく、体内時計の乱れを招いてしまう。加えて、スマホに熱中するとどうしても姿勢が悪くなって呼吸が浅くなるため、全身に酸素が行き渡りにくくなる。このように、長時間のスマホゲームには免疫機能を下げる要素が多い。

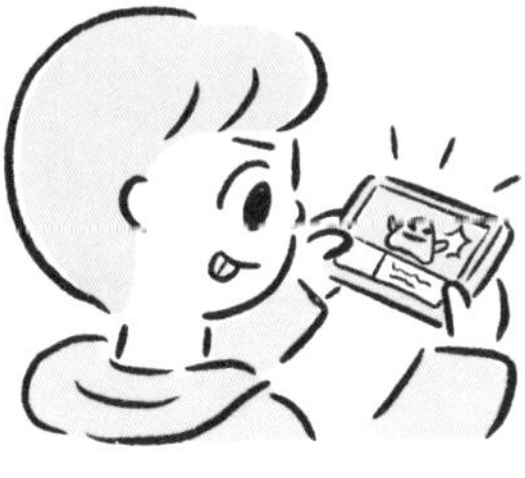

5 テレワークなどで座りっぱなし

座っている時間が長いと、姿勢が悪くなりやすい。これでは血流が滞るほか、呼吸が浅くなっていくことによって自律神経のバランスを崩す、という連鎖が生まれてしまい、全身に影響していく。毎日、適度な呼吸法や20分程度の適度な筋トレ＋有酸素運動をとり入れたい。無理せず続けることが大切。

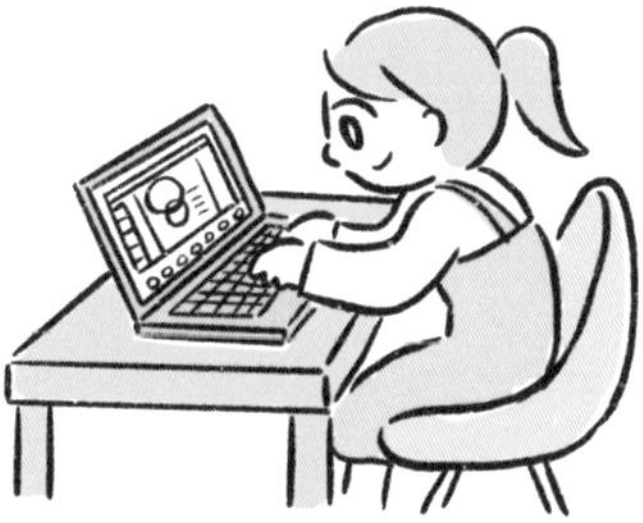

6 1日の歩数は1000歩以下

歩くことは、血液の流れがよくなる、自律神経のバランスが整う、ホルモンの分泌につながり安眠できるなどの効果があり、免疫機能にとってよい習慣。通勤、買い物、散歩など、自分の生活パターンに合わせてできるだけ歩くようにしたい。筋肉量を落とさないためには、男性は1万歩、女性は8000歩が、1日の目標歩数。

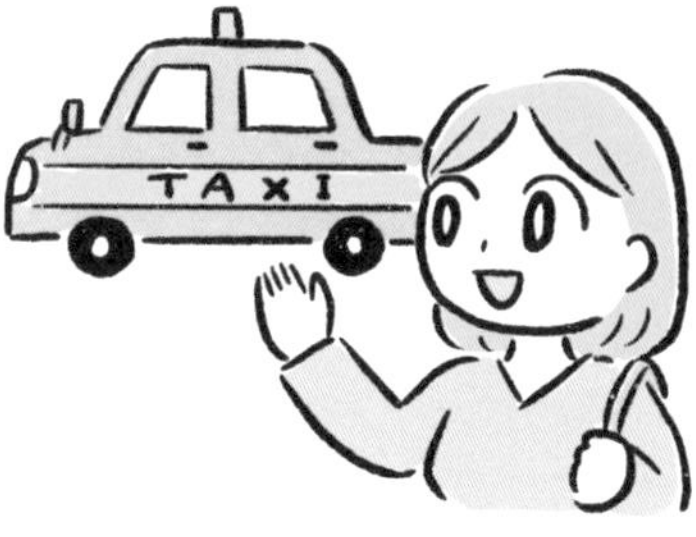

7 エスカレーター、エレベーターをよく使う

階段の上り下りは、立派な有酸素運動。ふくらはぎの筋肉を動かすので、血液とリンパの流れがよくなり、免疫機能の向上につながる。日常生活のなかで、エスカレーターやエレベーターをよく使う、といった「体を動かさないで済む」行動を選択しているなら、「体を動かす」行動を選択するよう習慣づけて。

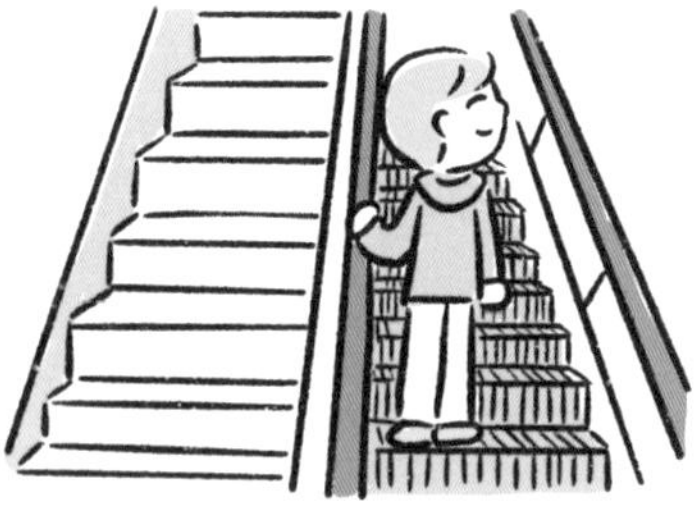

8 激しい筋トレをしている

あまりにハードな筋トレは体にとって大きなストレスで、活性酸素を大量に発生させる。また、細胞や毛細血管にダメージを与える場合もあり、免疫機能の低下も招きやすい。筋トレをするなら、少しきついと感じるくらいにとどめて。強度は徐々に上げていき、体を慣らしながら行うこと。時間帯は夕方がおすすめ。

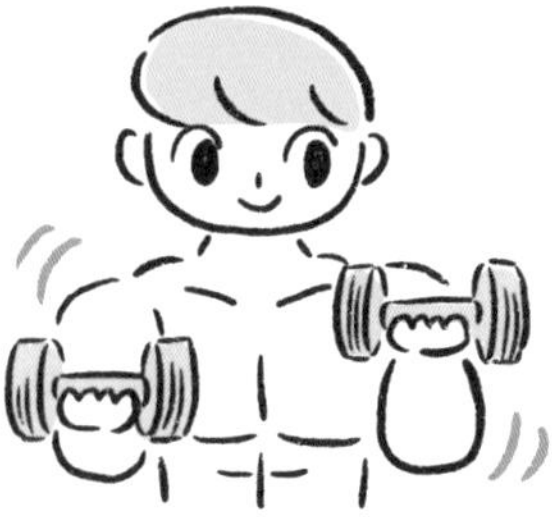

9 口呼吸になりがち

ヒトの体は、鼻呼吸をすることでうまく働くようにできている。口呼吸では、病原体の侵入を防ぐ鼻毛や鼻腔粘膜といったフィルター機能を使えないうえ、肺に十分な酸素を行き渡らせることができず、細胞呼吸を弱めてしまう。また、口呼吸をすると頭が自然と前に出て猫背になり、なおさら深く呼吸できなくなる。

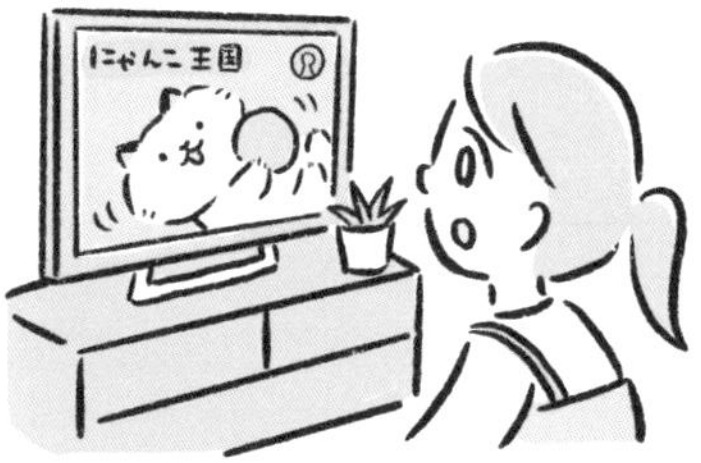

10 たばこ、お酒がやめられない

たばこを吸うと、細胞を老化させてしまう活性酸素を増やすことに。喫煙の習慣があるなら、禁煙外来に相談するなどして断ち切って。お酒は、適量ならリラックス効果を得られるが、大量に飲むと肝臓や腸内環境へのダメージが大きい。また、寝酒を飲むと睡眠中にアルコール分解が行われるので、睡眠の質が大幅に低下する。

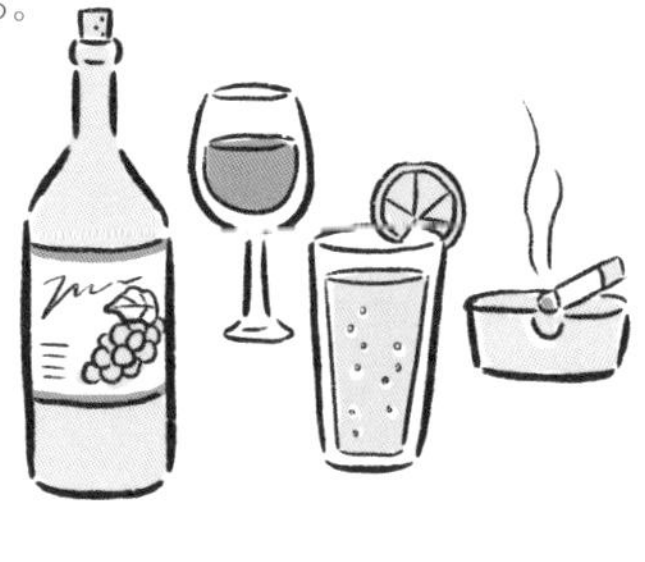

11 肩こり、腰痛がひどい

肩こりや腰痛は、筋肉がこり固まって血流が悪化している状態。老廃物がたまり、リンパも詰まって巡りが悪くなっている。痛みがある部分の細胞も、健やかとはいえない状態のはず。原因としては、運動不足、筋肉の衰え、姿勢の悪さなどが考えられる。これらはすべて、毛細血管の働きを弱め、細胞呼吸を低下させる要素。

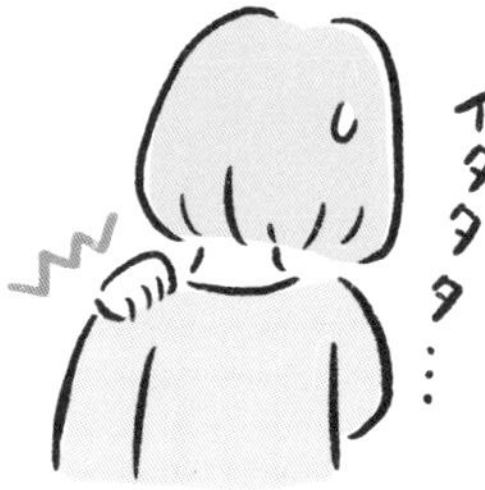

12 おしっこが濃い黄色をしているときがある

健康なら、おしっこは薄い黄色になる。色の濃いおしっこが出たら、体の水分が不足して脱水状態になっているというサイン。血液がドロドロになり、血管が詰まりやすくなるので要注意。また、水分不足だと粘膜も乾燥し、病原体が侵入しても免疫が働きにくい状態に。意識して、口が乾かない程度に水分補給を。

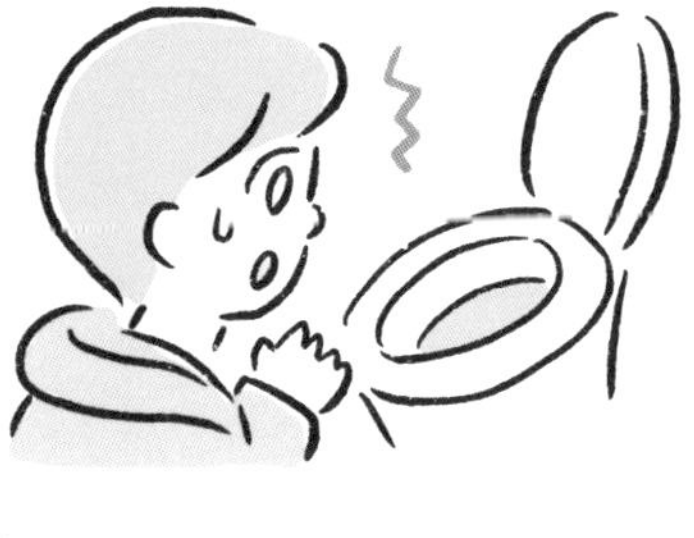

適切なタイミングで、副交感神経を優位にする

　免疫機能が強化される仕組みのもとをたどると、自律神経の副交感神経に行き着きます。

　睡眠中や食事中など、リラックスしているときに優位になるのが、副交感神経。毛細血管を緩めるので全身の血流がよくなり、全身に酸素と栄養素が運ばれることで各細胞は元気な状態が保たれ、外敵に負けない不調知らずの体がつくられるのです。

　さらに副交感神経は、免疫細胞のなかでもリンパ球を活性化させるため、体はウイルスやがん細胞を攻撃しやすいモードになり、免疫機能が高まります。

　こうしたメリットを得るには、副交感神経を適切なタイミングで優位にする必要があります。ところが、強いストレスを抱えている、夜遅くまでスマホを見ているといった生活が続くと、交感神経ばかりが優位に。体は緊張状態が続き、なかなかリラックスできません。また、男性は30代、女性は40代ごろから、副交感神経の働きが低下する傾向にあります。

　そこで、意識的に、副交感神経が働くような生活習慣をとり入れましょう。日が落ちてから夜間にかけては、体をきちんと休ませる。日中も適度に休息をとる。そして適度に呼吸法を行う。そのための具体的な方法は、P86以降で紹介します。

副交感神経が優位になると起こること

免疫機能を高めるための基盤となる、副交感神経の働き。
体内では、どのようなことが起こっていくのでしょうか。

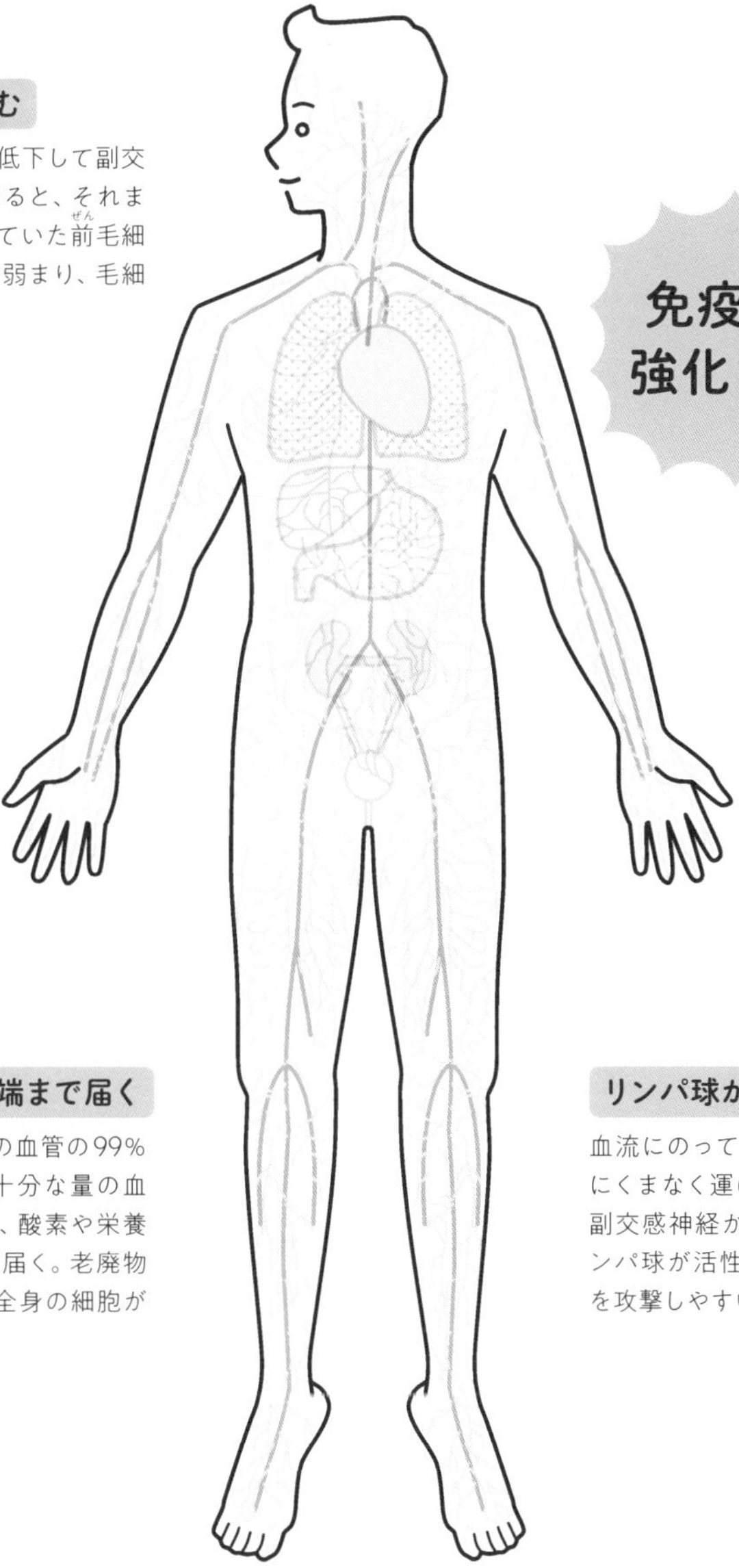

毛細血管が緩む

交感神経の働きが低下して副交感神経が優位になると、それまで毛細血管を締めていた前《ぜん》毛細血管括約《かつやく》筋の力が弱まり、毛細血管が緩む。

血液が体の末端まで届く

毛細血管は、体内の血管の99%を占める。ここを十分な量の血液が流れることで、酸素や栄養素が体の末端まで届く。老廃物の回収も行われ、全身の細胞が元気に。

リンパ球がしっかり働く

血流にのって、免疫細胞も全身にくまなく運ばれる。そのうえ、副交感神経が優位なときは、リンパ球が活性化。ウイルスなどを攻撃しやすい態勢になる。

免疫機能が強化される！

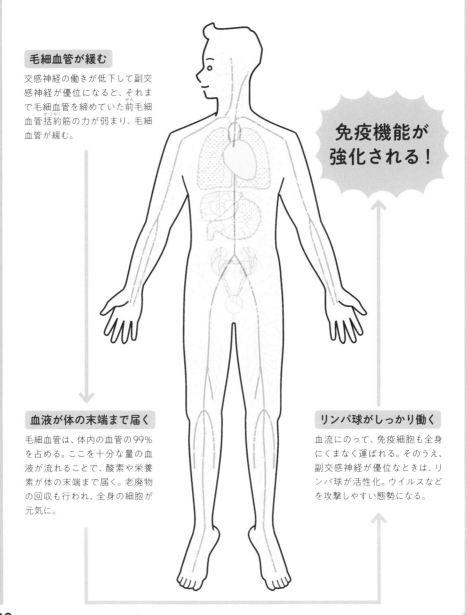

「ハッピーホルモン」を増やし、交感神経を鎮める

体のコントロールには、自律神経とともに働くホルモンの存在も重要です。体には１００種類以上のホルモンがありますが、なかでも重要なのが「ハッピーホルモン」と呼ばれるセロトニンの働きです。

ストレス状態が続いて交感神経が優位なままだと、ストレスに関わるホルモンが過剰に分泌され、そのせいで交感神経はさらに高ぶり、やがて不調を来すことになります。

そうならないために働くのが、緊張を和らげたり、ゆったりとした気分にしたりするための神経伝達物質、セロトニンなのです。ストレスホルモンに働きかけ、交感神経と副交感神経のバランスを調整します。

セロトニンは、意識して分泌させることが可能です。生活習慣として呼吸法などを後ほど紹介しますが、もっと簡単にできるのが、笑うこと。笑った表情をつくるだけでもＯＫです。ＮＫ細胞なども活性化するので、笑いが免疫機能をアップさせることは実証されています。

そんなセロトニンが原料となり、夜にはメラトニンというホルモンが合成されます。心地よい眠りへ導き成長ホルモンを分泌させるので、免疫機能がきちんと働く体をつくることにつながります。

ハッピーホルモンと交感神経の関係

自律神経のバランスを整え、免疫機能を高めてくれるハッピーホルモン。
どのようにしたら増えるのでしょうか。

必須アミノ酸のトリプトファンを摂取する

セロトニンを生成するには、原料である必須アミノ酸のトリプトファンが必要。ただし、トリプトファンは体内でつくれないので、食事でとり入れなければならない。肉や魚、大豆製品などのたんぱく質に、豊富に含まれる。

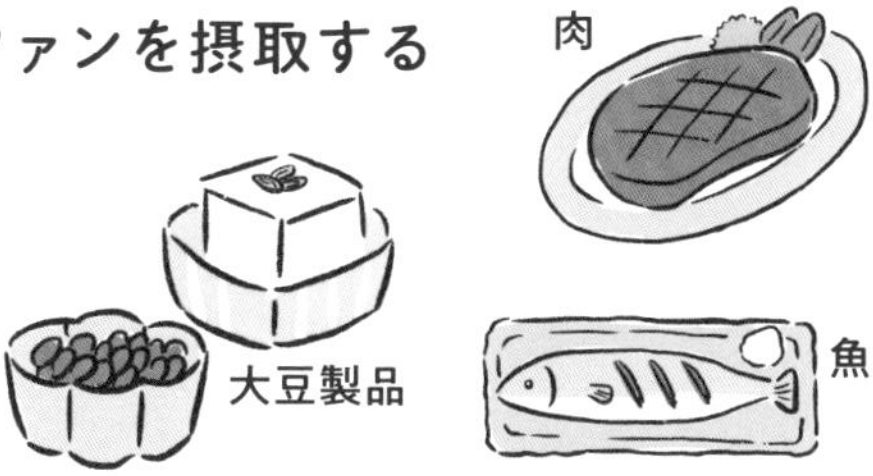

↓

腸内細菌がたんぱく質を分解することで、トリプトファンが生成される

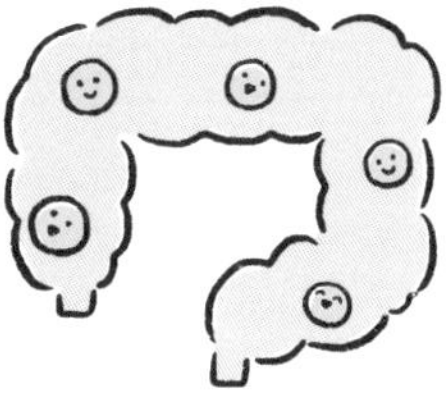

↓

ハッピーホルモンのセロトニンが合成される

トリプトファンから、セロトニンが合成される。ハッピーホルモンと呼ばれるだけあって、脳内で働くセロトニンは、交感神経の高ぶりを鎮め、精神を安定させる。なお、生活習慣によって意識的に分泌させることが可能。

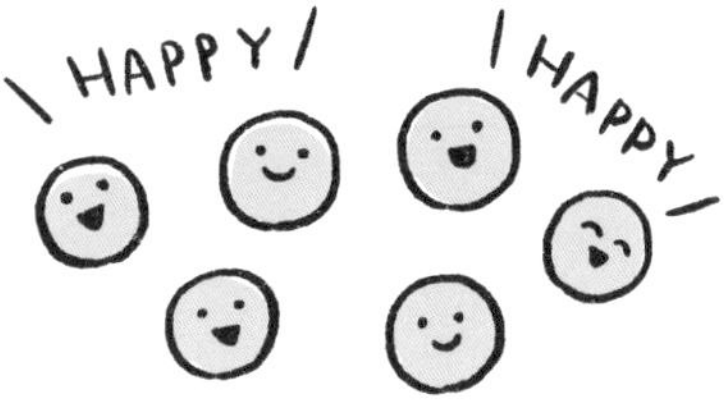

↓

睡眠ホルモンのメラトニンが合成される

セロトニンを原料に、メラトニンが合成される。睡眠の質を高める働きがあることから、成長ホルモンの分泌を促し、免疫機能の強化にもつながる。日中にセロトニンが十分に分泌されれば、夜は自然と眠くなるということ。

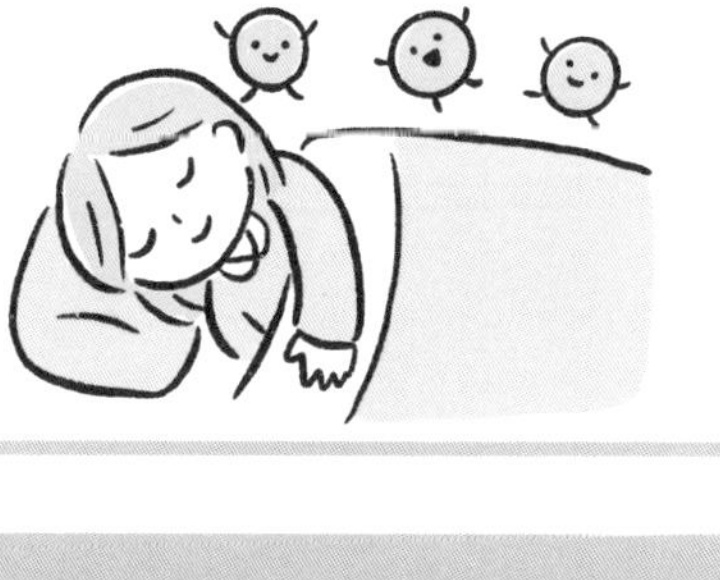

体内時計を整えて「トータルパワー」を上げる

自律神経や一部ホルモンの働きをコントロールしているのは、体内時計です。体の中にリズムをつくりだし、活動・休眠というオンオフを切り替える役割を果たしています。

体内時計がきちんと動いていれば、起床後だんだんと交感神経が優位になり、日が暮れるころには副交感神経が優位になっていくという、自律神経の切り替わりが自然と行われます。

そのうえで、日中はストレッチや腹式呼吸などを意識的にとり入れ、適宜、副交感神経を優位にさせることが大切です。こうして毛細血管を緩め、酸素や栄養素、ホルモンなどを全身に行き渡らせて細胞呼吸を活性化させましょう。そして夜は、副交感神経の働きを邪魔することなく眠りにつくように心がけ、質の高い睡眠をとるのです。

このように自律神経の切り替えがきちんとできる体になれば、全身の毛細血管が健やかな状態に改善され、免疫機能もアップ。この状態が続くと、自律神経の元気度を示す「トータルパワー」が上がります。

なお、体内時計を整えるには、起床後すぐに日の光を浴び、朝食を欠かさないことが重要。3食をきちんととり、夕食は早めに済ませて質の高い7時間の睡眠を確保しましょう。

体内時計を整える3つのルール

免疫機能の決め手となるのが、体内時計の存在。
これを狂わせないために必要なポイントを知っておきましょう。

1 睡眠時間は7時間

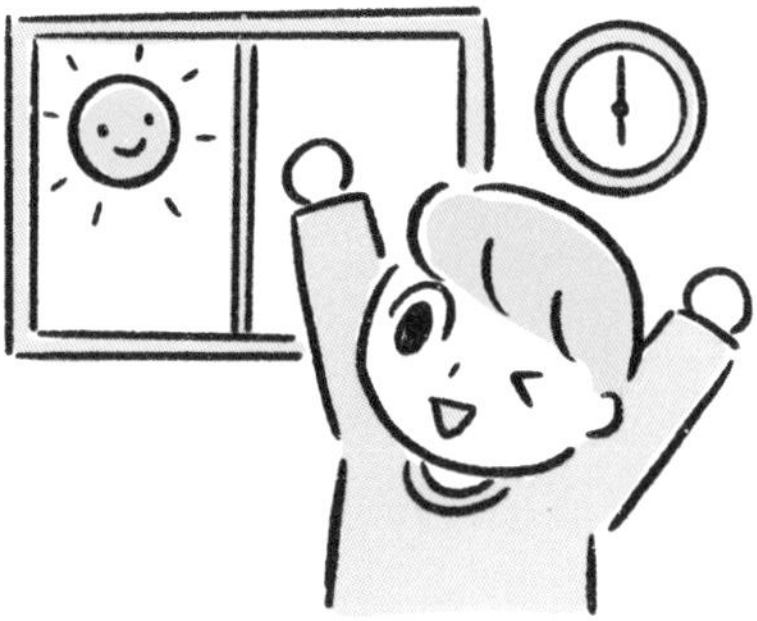

ベストは、23～24時に入眠し6～7時に起きること。そして、起きたタイミングで日の光を浴びるのがポイントとなる。朝日によって体内時計がリセットされ、体は活動モードに切り替わる。また、その15～16時間後にメラトニンが分泌されはじめるようにもセットされる。つまり21～22時には眠くなってくるので、23～24時の就寝で自然とぐっすり眠れる。

2 朝食は必ず食べる

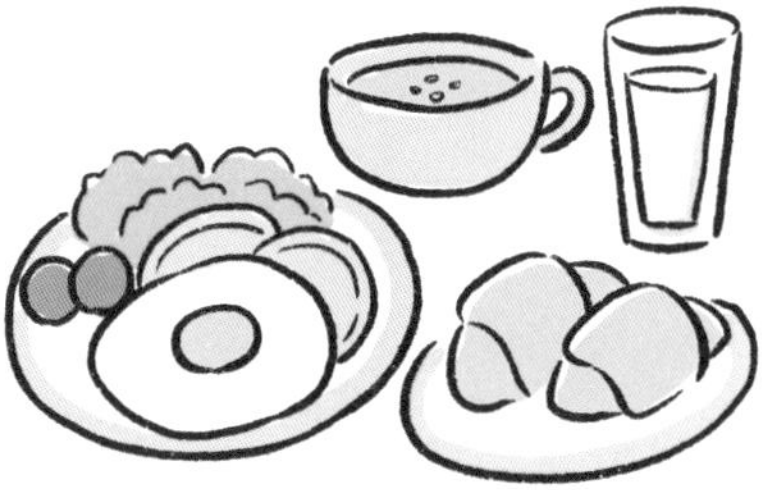

朝日を浴びることと同じく、朝食を食べることも、体内時計を整えるためには欠かせない朝のルール。起床後、1時間以内に食べるようにしたい。すると、12時ごろにおなかがすいて、昼食の時間も規則正しくなっていく。なお、朝食には、食べたものがその日の活動のエネルギー源となる、胃腸が刺激されるためお通じがスムーズになる、といったメリットもある。

3 夕食は就寝の3時間前までに

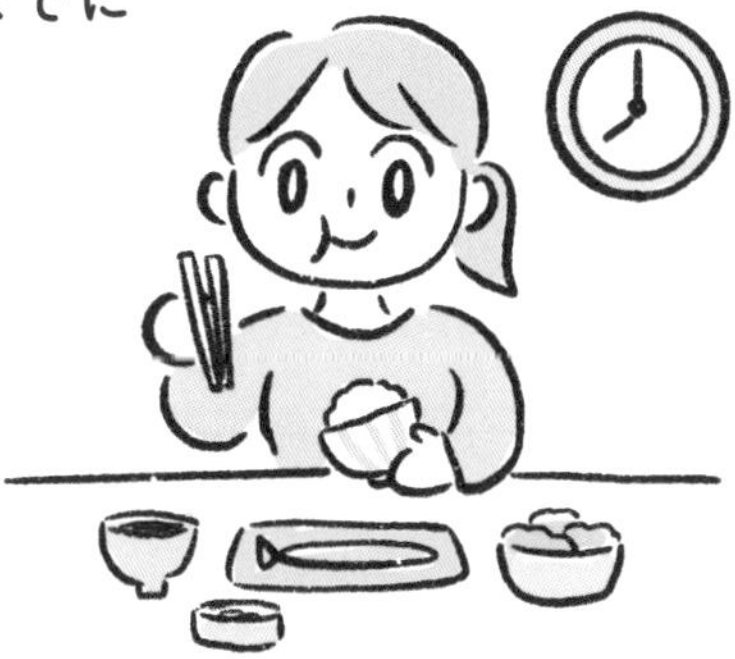

18～19時が、夕食のベストタイミング。それが無理でも、21時までには食べ終えたい。これより遅くに食べると、睡眠中に胃腸を働かせることに。これでは睡眠が妨げられ、細胞の栄養補給や修復には手が回らなくなってしまう。また、消化・吸収されたものが全身に行き渡らず、内臓脂肪としてため込まれる可能性もある。就寝3時間前には消化を終えられるようにすることが大切。

元気な毛細血管を増やして、血液とリンパ液の流れをよくする

ここで注目したいのが、体内の細胞をとりまく「内部環境」です。細胞は、酸素や栄養素、老廃物などを毛細血管とやりとりすることで細胞呼吸していますが、こうした物質が行き交う空間を、内部環境といいます。

もし、毛細血管が劣化して血液の流れが滞ると、細胞へは酸素も栄養素も届かず、老廃物の回収もされません。その場合、毛細血管に沿って走るリンパ管も打撃を受けることに。本来、老廃物の8〜9割は毛細血管が、残りはリンパ管が回収しています。それなのに、毛細血管が老廃物を受け付けないとなれば、老廃物はリンパ管へどんどん流れ込んで詰まり、リンパ液の流れも滞らせてしまうのです。

これでは、細胞呼吸は滞り、免疫細胞は毛細血管やリンパ管を通れません。つまり、血液がきちんと通れる毛細血管が減るごとに、全身の免疫機能がじわじわと低下していくのです。

そうならないために、P86以降で紹介する生活習慣をとり入れて、元気な毛細血管を増やしましょう。毛細血管内の流れがよくなれば、リンパ管内の流れもスムーズに。内部環境がきれいになって、全身の細胞が本来の働きをとり戻します。こうして、不調知らずの体がつくられていくのです。

毛細血管が増えると起こること

血液にとってはもちろん、リンパ液、細胞への影響も大きい毛細血管。
全身の器官や部位の状態も左右します。

血液とリンパ液の流れがよくなる

毛細血管と、それに沿うように走っているリンパ管は、細胞から排出された老廃物を回収する役割も担う。血液がきちんと流れる毛細血管が増えれば(①)、酸素や栄養素、老廃物は滞りなく細胞とやりとりされ(②)、リンパ管に老廃物が詰まることなく、リンパ液の流れもスムーズに(③)。すると、細胞をとりまく環境が整い、細胞呼吸が正常化。全身の細胞が活発に働ける。

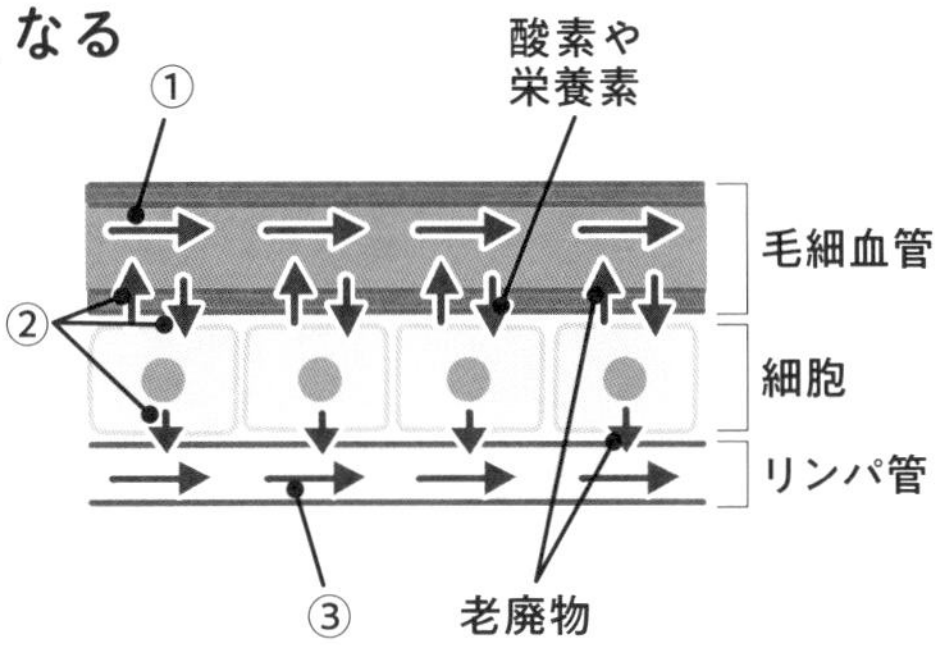

各器官や部位では、毛細血管がこのように働く

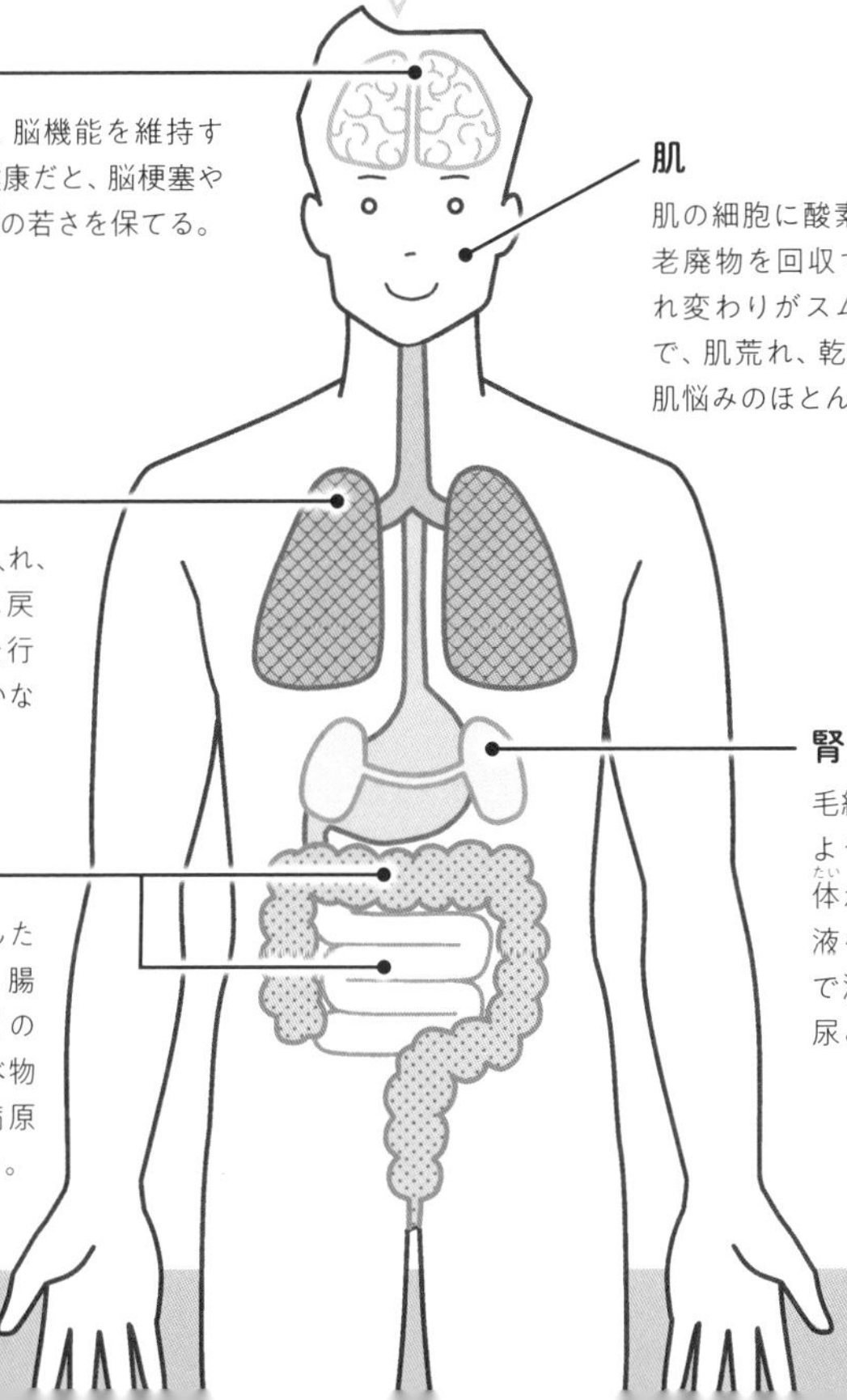

脳

脳細胞に血流を届け、脳機能を維持する。脳の毛細血管が健康だと、脳梗塞や認知症を予防でき、脳の若さを保てる。

肌

肌の細胞に酸素や栄養素を届け、老廃物を回収する。細胞の生まれ変わりがスムーズになることで、肌荒れ、乾燥、シミといった肌悩みのほとんどが解消する。

肺

肺胞から酸素をとり入れ、二酸化炭素を肺胞に戻すという、ガス交換を行う。これにより、きれいな血液が全身に巡る。

腎臓

毛細血管が毛糸玉のように密集した糸《し》球《きゅう》体《たい》がある。ここに血液を通過させることで濾《ろ》過《か》し、老廃物を尿として排出する。

腸

食べたものから吸収した栄養素を肝臓へ送る。腸の毛細血管では多くの免疫細胞が働き、食べ物を通じて侵入する病原体のとり締まりも行う。

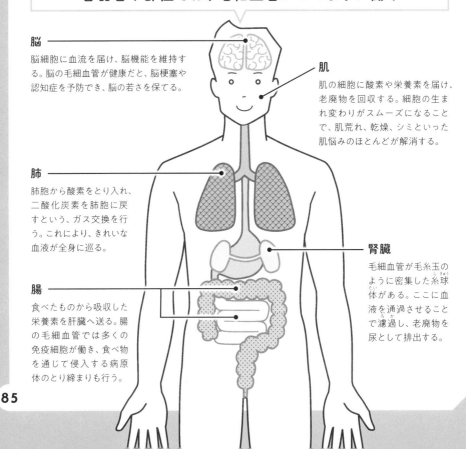

強化メソッド

体に生まれつき備わっている免疫機能は、自分で高めることができます。
そのためには、体を次の4つの状態に導くことが重要です。ここで改めて、
各要素と免疫機能の関係をおさらいしましょう。そして、次のページから紹介していく、
4つのメソッドを実現させる生活習慣をとり入れていってください。

1 血流を上げる

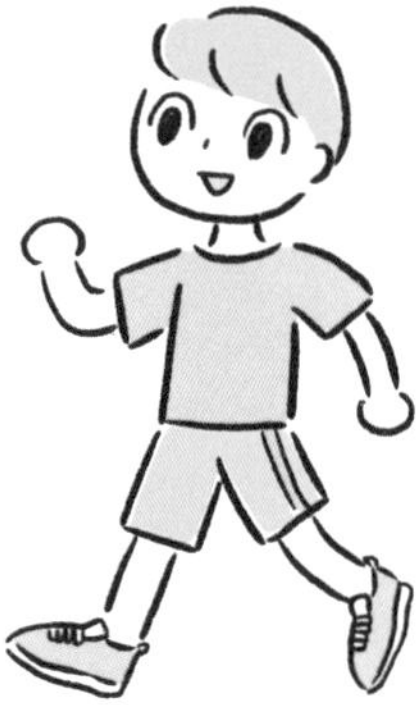

血液がサラサラで、血流を促すポンプ機能が働き、血管が丈夫なら、血流が上がります。適度な筋トレと有酸素運動を行う（→P104）、ぬるめのお湯につかってストレッチする（→P108）などを習慣に。酸素や栄養素が体の隅々まで行き渡るようになり、全身の器官、もちろん血管も健康的に。必要に応じて免疫細胞を届けるためにも、血流を上げることは重要です。

2 毛細血管を緩める

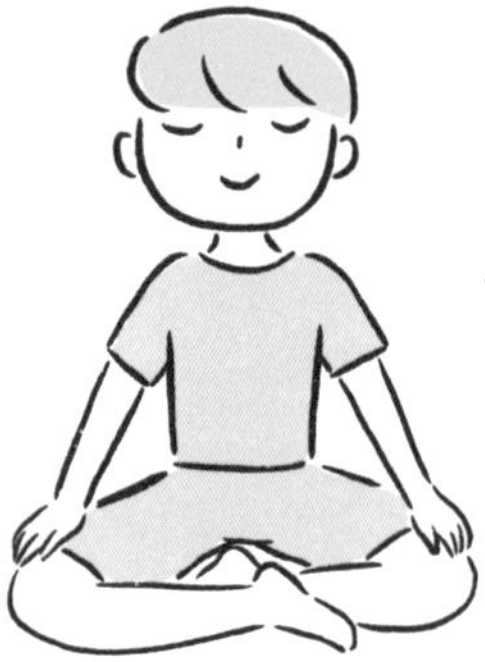

各種の腹式呼吸（→P90～）や瞑想（→P98～）などを行うと、副交感神経が優位になって、それまでギュッと締まっていた毛細血管が緩みます。これにより、締まっていたその先の細胞まで十分な血液が流れていくことに。酸素や栄養素、ホルモンが必要な場所へきちんと届けられ、体のメンテナンスがスムーズに行われるようになります。

毎日
繰り返そう！

自然免疫

3 リンパを流す

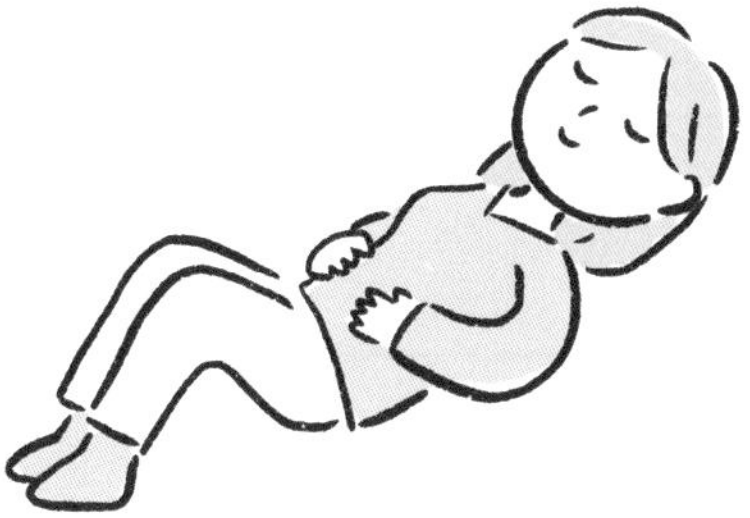

リンパ管には老廃物を回収する働きがありますが、その流れは体の末端から中心への一方通行のため、どうしても滞りやすいもの。「リンパを流す呼吸法」（→P94）などをとり入れて、体のデトックスを促進させましょう。これにより、リンパ節に待機する免疫細胞もリンパ管をスムーズに流れることができるため、免疫機能がきちんと働く体になります。

4 睡眠の質を高める

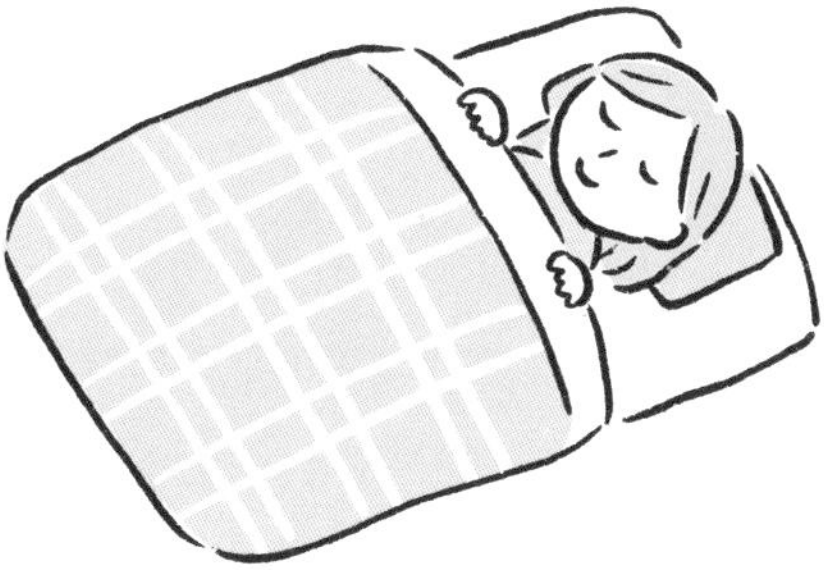

質の高い睡眠によって、自律神経のバランスがうまくとれ、心身の健康が保たれます。また、成長ホルモンなどが十分に分泌されるようにもなることで、傷ついた細胞が修復・再生され、病気などに負けない体がつくられます。就寝前の「マインドフルネス瞑想呼吸」（→P116）や、起床後に朝日を浴びる（→P114）といったことを習慣に。

おすすめ習慣！

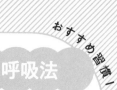

呼吸法

呼吸法によって、横隔膜を大きく動かす

呼吸や脈拍といった生命活動をコントロールしている自律神経は、基本的に無意識のうちに動きます。ただし、呼吸法をとり入れれば、意識的に副交感神経を優位にするスイッチを入れることができます。

胸腔と腹腔の境界にある筋肉である横隔膜には、自律神経と、意識によって統制できる随意神経が張り巡らされています。緊張しているときに深呼吸をすると気持ちが鎮まることがありますが、まさにこのとき、横隔膜の動きに刺激されて、副交感神経が優位になるのです。

たいていの人は日中、胸を膨らませる「胸式呼吸」をメインに行っています。副交感神経を働かせるには、おなかを動かす「腹式呼吸」をすることがポイントです。

腹式呼吸では、胸ではなくおなかを膨らませながら息を吸い、吐きながらおなかをへこませていきます。呼吸をするごとに横隔膜が大きく上下し、特にゆっくり息を吐く際に横隔膜が緩み、副交感神経を高める効果があります。腹式呼吸には、さまざまな方法があります。これから「軽い腹式呼吸法」「深い腹式呼吸法」「4・4・8呼吸法」「リンパを流す呼吸法」を紹介しますので、ぜひ、横隔膜を意識しながらやってみてください。

腹式呼吸で横隔膜を動かすことで、自律神経のコントロールが可能に

腹式呼吸をすると、横隔膜が大きく動く。横隔膜には自律神経のセンサーが張り巡らされているため、呼吸によって自律神経を刺激することができる。息をゆっくり吐くと横隔膜が弛緩《しかん》して、副交感神経が刺激される。腹式呼吸を繰り返すことによって、気持ちがリラックスしていく。

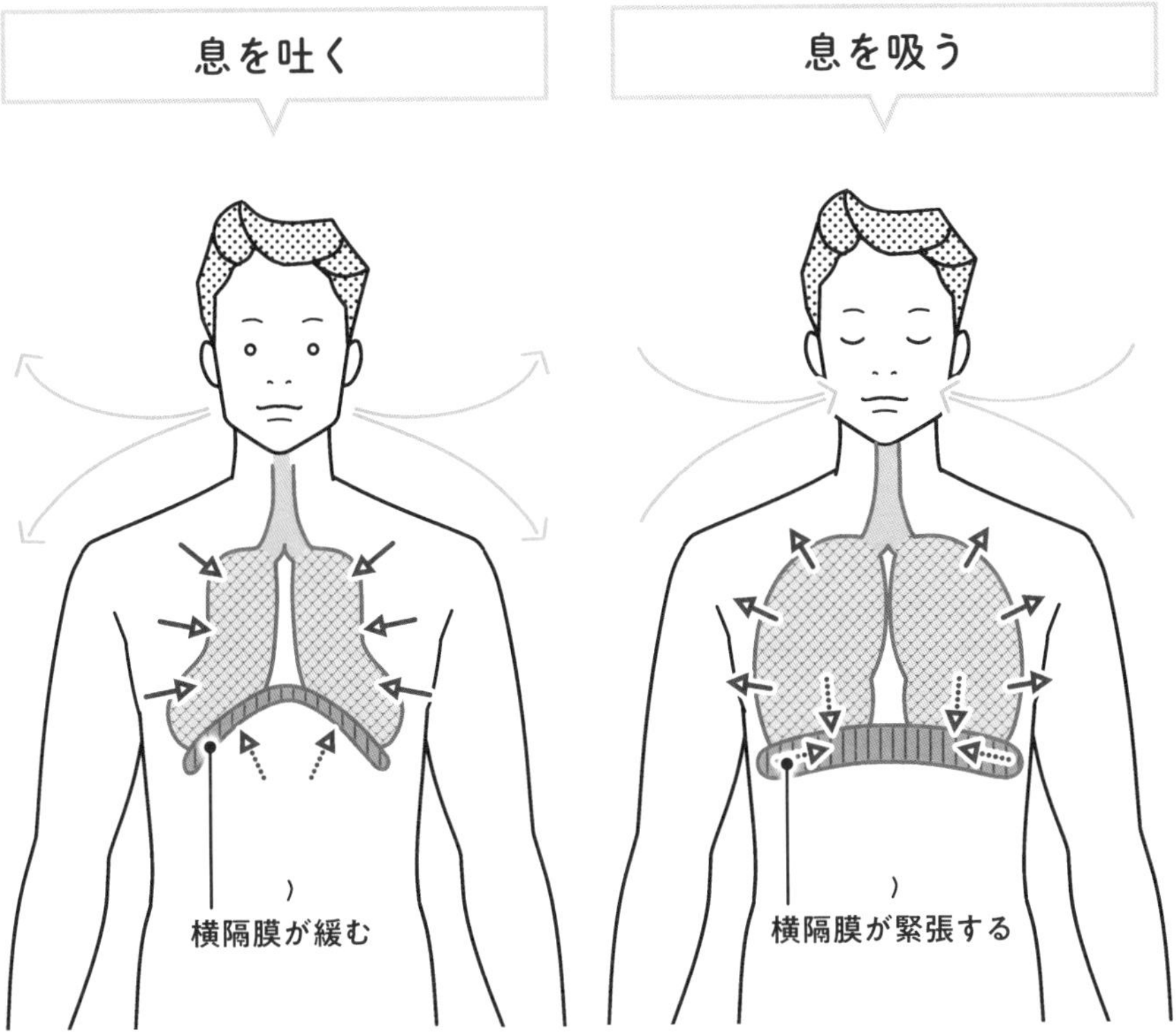

横隔膜が緩んで上がり、肺から空気が押し出される。ゆっくり息を吐くと、副交感神経が働いてよりリラックスしやすくなる。

横隔膜が緊張して下がり、肺に空気が満ちる。なお、緊張した状態では吐くときも横隔膜が上がりっぱなしになり、呼吸が浅くなる。

呼吸法１

呼吸の基本となる「腹式呼吸法」

それではまず、時間も場所も選ぶことなく気軽にできる「基本の腹式呼吸法」を覚えていきましょう。

この方法で呼吸するだけで、副交感神経のスイッチが入って毛細血管が緩んでくるので、心身のリラックス効果が得られます。ちょっと気分転換したいときなどにおすすめです。

基本の腹式呼吸法には「軽い腹式呼吸法」と「深い腹式呼吸法」の2つがあります。深いほうがリラックス効果は高くなりますが、どちらも腹式呼吸の効果を得ることに変わりはありません。最初のうちは軽いほうがやりやすいという人が多いと思います。自分のやりやすいほうを実践してみてください。

手順は左ページの通りですが、あわせてポイントになるのが、呼吸だけに意識を向けること。頭の中を巡っているいろいろな考えを、一度手放しましょう。特に、仕事や育児などで慌ただしい生活を送っている人は「次にやるべきこと」が常に頭の中にある状態です。これでは、交感神経が働きっぱなしになって、なかなかリラックスできません。呼吸のリズムに助けてもらいながら、頭の中を空っぽにしていきましょう。

基本の腹式呼吸法

まずは、この2つの腹式呼吸法を知っておきましょう。
とてもシンプルで、いつでもどこでも実践できます。

軽い腹式呼吸法

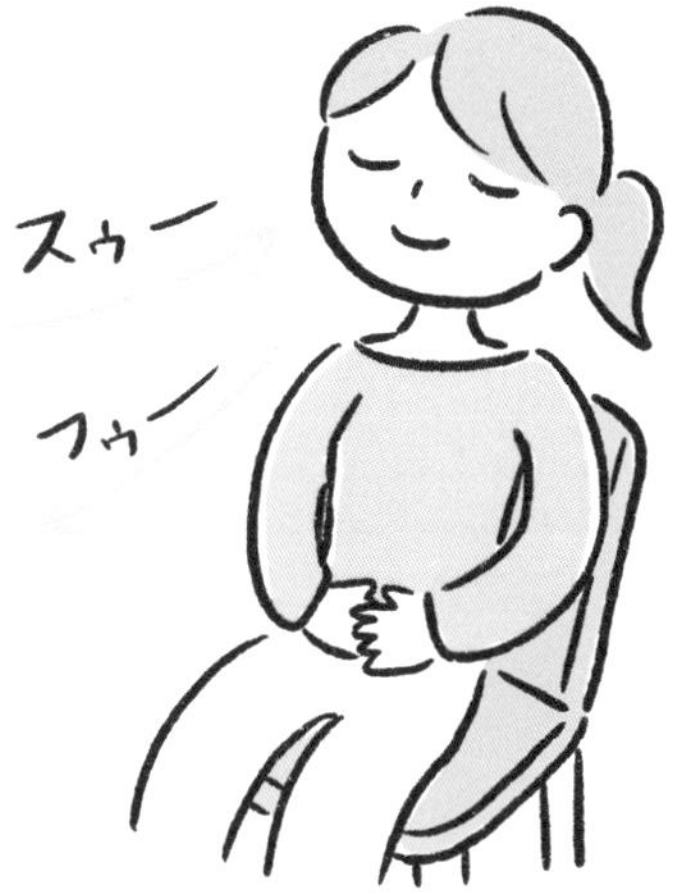

1 体の力を抜いて、
椅子にゆったりと腰掛ける。

2 おなかと胸の動きを感じながら、
ゆっくりと鼻で深呼吸をする。

3 おへその上あたりに手のひらをあて、
おなかが少しだけ膨らむのを
感じながら、鼻から息を吸う。

4 おなかが少しだけへこむのを
感じながら、鼻から息を吐く。
同時に、胸が上がるのも意識する。

5 3〜4を数回繰り返す。

深い腹式呼吸法

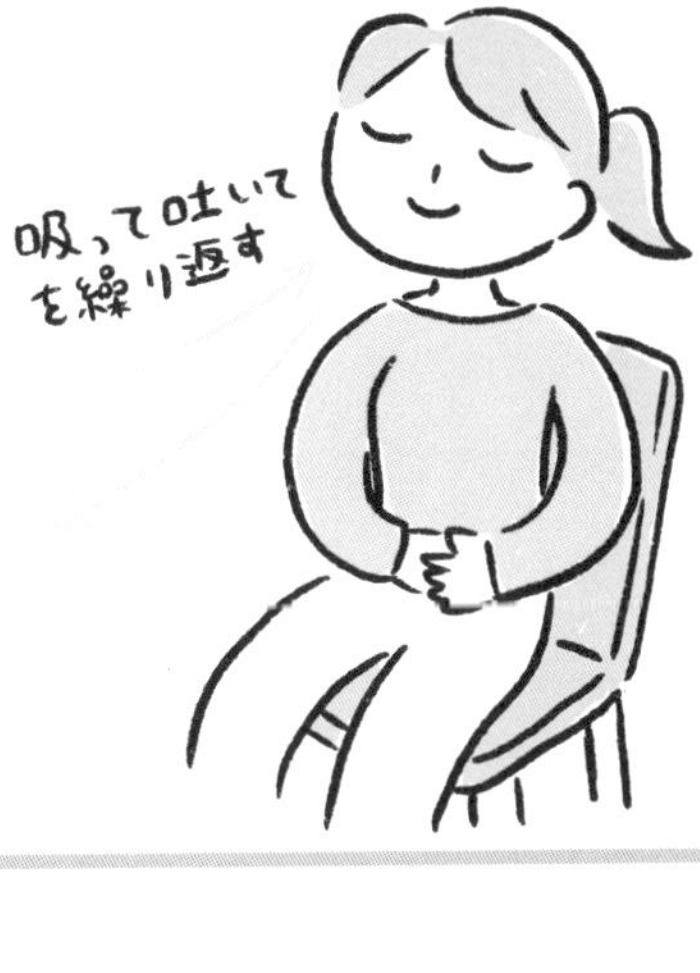

1 鼻呼吸に合わせて、
10から1までカウントダウンする。
息を吸いながら「10」、
吐きながら「9」というように、
数を減らしていく。

2 これでリラックスしていたらOK。
していなければもう一度、
1を繰り返す。

呼吸法2

日中におすすめの「4・4・8呼吸法」

「基本の腹式呼吸法」をマスターできたら、ちょっと難易度を上げてみましょう。

それが「4・4・8呼吸法」です。心身を落ち着かせる効果がより高い呼吸法なので、緊張しているとき、イライラしているときなどには、ぜひとり入れることをおすすめします。

強いストレスを受けているときの体は、自律神経が働いて呼吸が浅くなり、脈拍や血圧が上がっている状態です。また、呼吸が浅くなると、酸素を求めて息を速く吸おうとして、呼吸がさらに浅く頻回になるという悪循環に陥り、逆に二酸化炭素の量が低下してしまいます。

4・4・8呼吸法では、呼吸の途中でいったん息を止めます。これにより、血液中の二酸化炭素の量を正常に戻し、浅くなった呼吸のリズムをリセットできるのです。

実践する際は、軽い腹式呼吸法からスタート。ゆったりとリラックスし、おなかの動きを意識しましょう。それから、4秒かけて息を吸い、そのまま4秒息を止めた後、8秒かけてゆっくりと息を吐き出します。最後はおなかを下に向かって絞るように、しっかりと吐ききること。これで横隔膜が十分に動き、副交感神経が働きはじめます。

4・4・8呼吸法

緊張やストレスが強いときにおすすめなのが、この呼吸法。
椅子に腰掛けた状態でも立った状態でもできます。

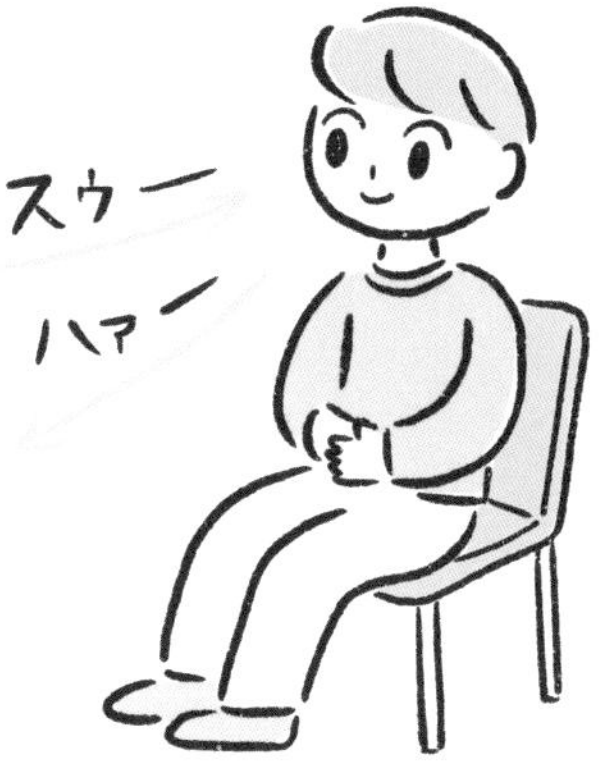

1 軽い腹式呼吸法（→P91）を2～3回繰り返し、呼吸を整える。

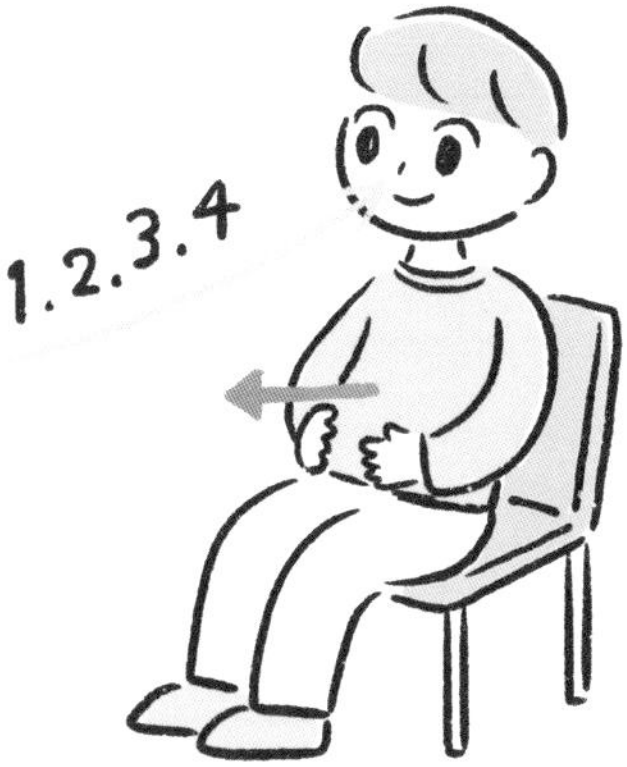

2 おなかを膨らませながら4秒かけて息を吸い、そのまま4秒息を止める。

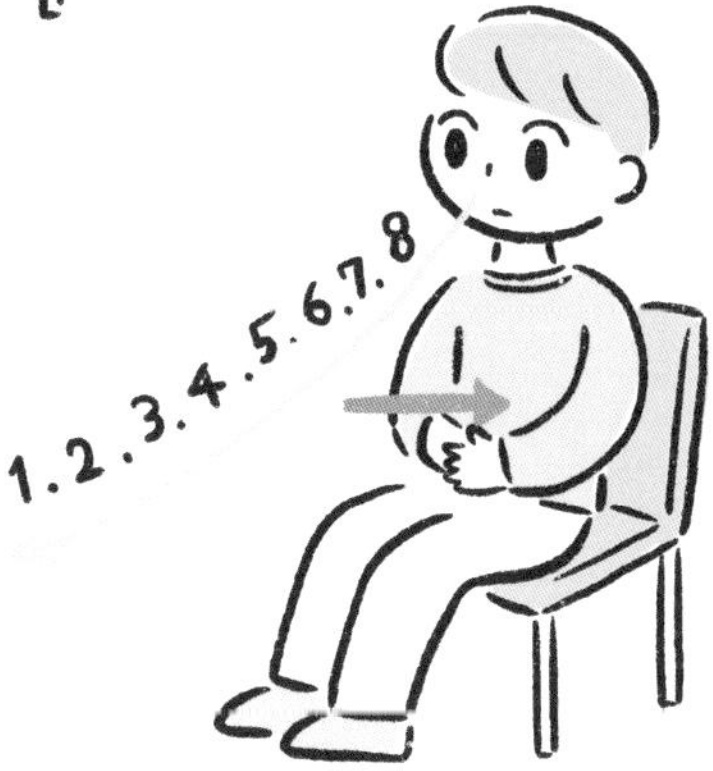

3 おなかを絞るようにイメージして8秒かけて鼻から息を細く吐く。

4 2～3を4回繰り返す。

呼吸法3

就寝前に「リンパを流す呼吸法」

「リンパを流す呼吸法」は、ぜひ、就寝前の習慣にしてみてください。その名の通り、リンパ球の働きがよくなって免疫機能が上がるほか、むくみや冷えといった不調の改善に役立つ呼吸法なのですが、ぐっすり眠るためにもおすすめです。

　立った状態や座った状態とは違い、仰向けになって行うことによって、下半身が重力から解放されるため、リンパが流れやすくなるというのが大きなポイント。加えて、ひざを曲げた体勢になることで、おなかの筋肉が緩み、横隔膜もより動きやすくなります。

　横隔膜の近くには「乳《にゅう》び槽《そう》」というリンパのたまり場があるのですが、横隔膜を動かすことで腹圧が変化すると、たまっていたリンパが刺激を受けて流れやすくなります。こうして乳び槽の滞りがなくなると、リンパの出口である左鎖骨下静脈の部分まで一気にリンパ液が流れて、全身のリンパの流れが促進されるのです。

　呼吸の方法は、5秒ほどかけて息を吸い、そのまま10秒ほどかけて息を吐きます。おなかを膨らませる・へこませることをしっかりと意識しましょう。

3
リンパを流す

リンパを流す呼吸法

腹式呼吸には、リンパを刺激し流れを改善する作用も。
この呼吸法は特に効果が高いので、ぜひ身につけましょう。

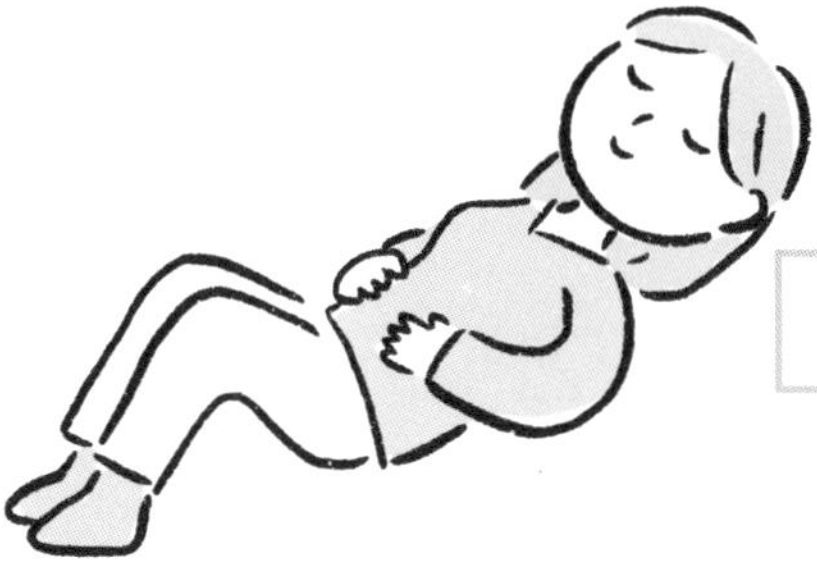

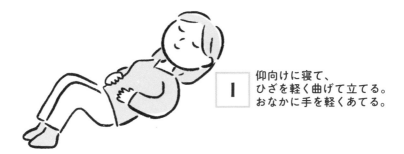

1 仰向けに寝て、ひざを軽く曲げて立てる。おなかに手を軽くあてる。

2 おなかを膨らませながら、5秒ほどかけて息を吸う。

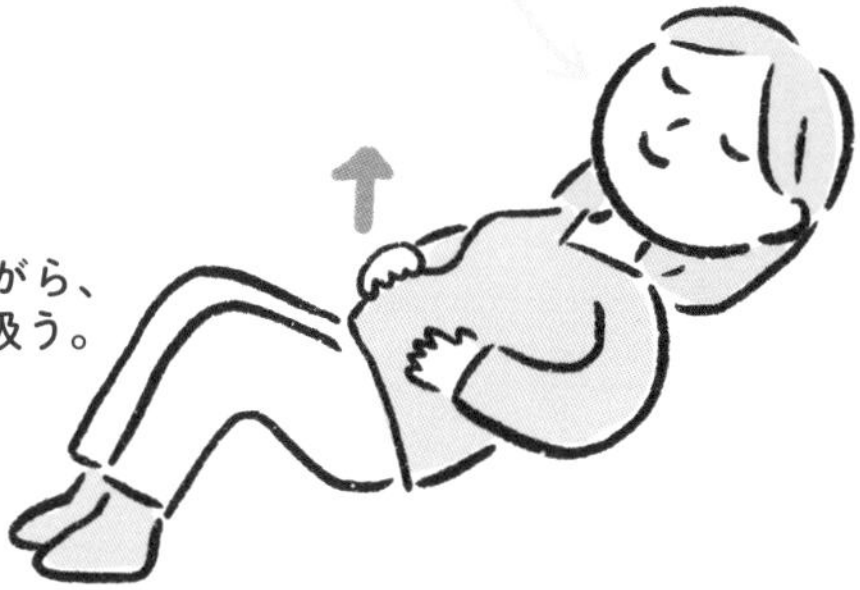

3 おなかをへこませながら、10秒ほどかけて息を吐く。

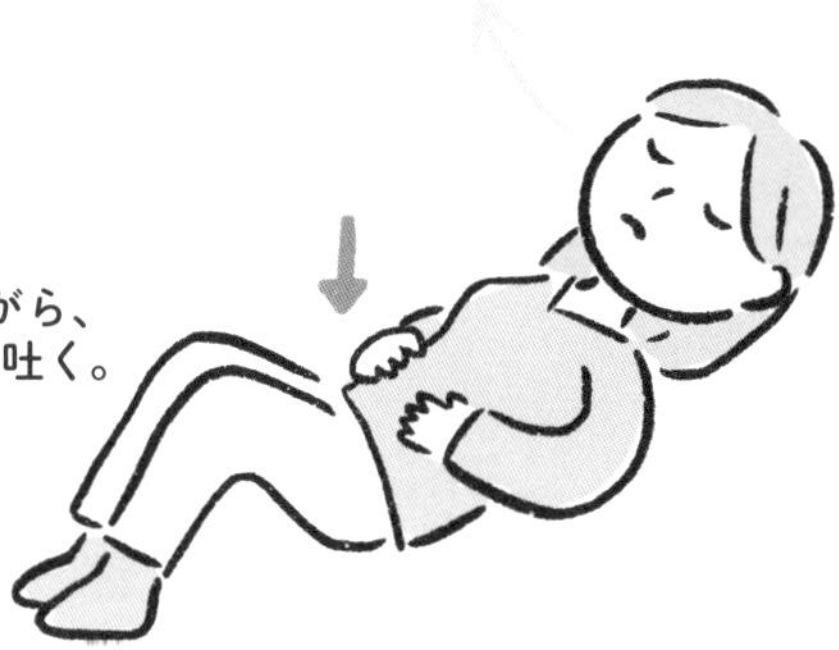

4 2～3を数回繰り返し、心身のリラックスを感じる。

おすすめ習慣2

瞑想

「マインドフルネス」で、脳と心を休ませる

近年、日本でも「マインドフルネス」が認知を得てきています。これは、瞑想法の一種。実践すれば脳のパフォーマンス向上につながるとして、アメリカではビジネス界で注目されるようになりました。また、医学的にも効果が実証され、うつ病などの治療にも用いられています。

マインドフルネスの大きな効果として、デフォルトモードネットワークの活動を抑えられる、ということがあげられます。このネットワークは、脳内に張り巡らされた回路のことで、ぼーっとしているときでも、パソコンのスリープモードのようにすぐに動ける状態にしているものです。スリープモードとはいえ、その維持には大きなエネルギーが必要。脳全体で使われるエネルギーのおよそ8割を消費しているといいます。そんな脳を、マインドフルネスによって休ませることができるのです。

加えて、副交感神経を優位にする効果もあります。筆者の開発した、自律神経機能を計測するデバイスを用いた検証でも、それが明らかになりました。

ここからは、マインドフルネスを行うための、瞑想の基本姿勢と手順、ウォーキング瞑想を紹介します。これを習慣にして、疲れた脳と心を休ませましょう。

デフォルトモードネットワークの過剰な活動を抑え、脳の疲労を防ぐ

マインドフルネスをとり入れると、デフォルトモードネットワークのなかでも内側前頭前野《ないそくぜんとうぜんや》、後帯状皮質《こうたいじょうひしつ》の活動を最小限に抑えることができる。脳の必要以上の活動・疲労をリセットさせられるので、あれこれ浮かんでいた雑念が消え、気持ちもすっきりするはず。

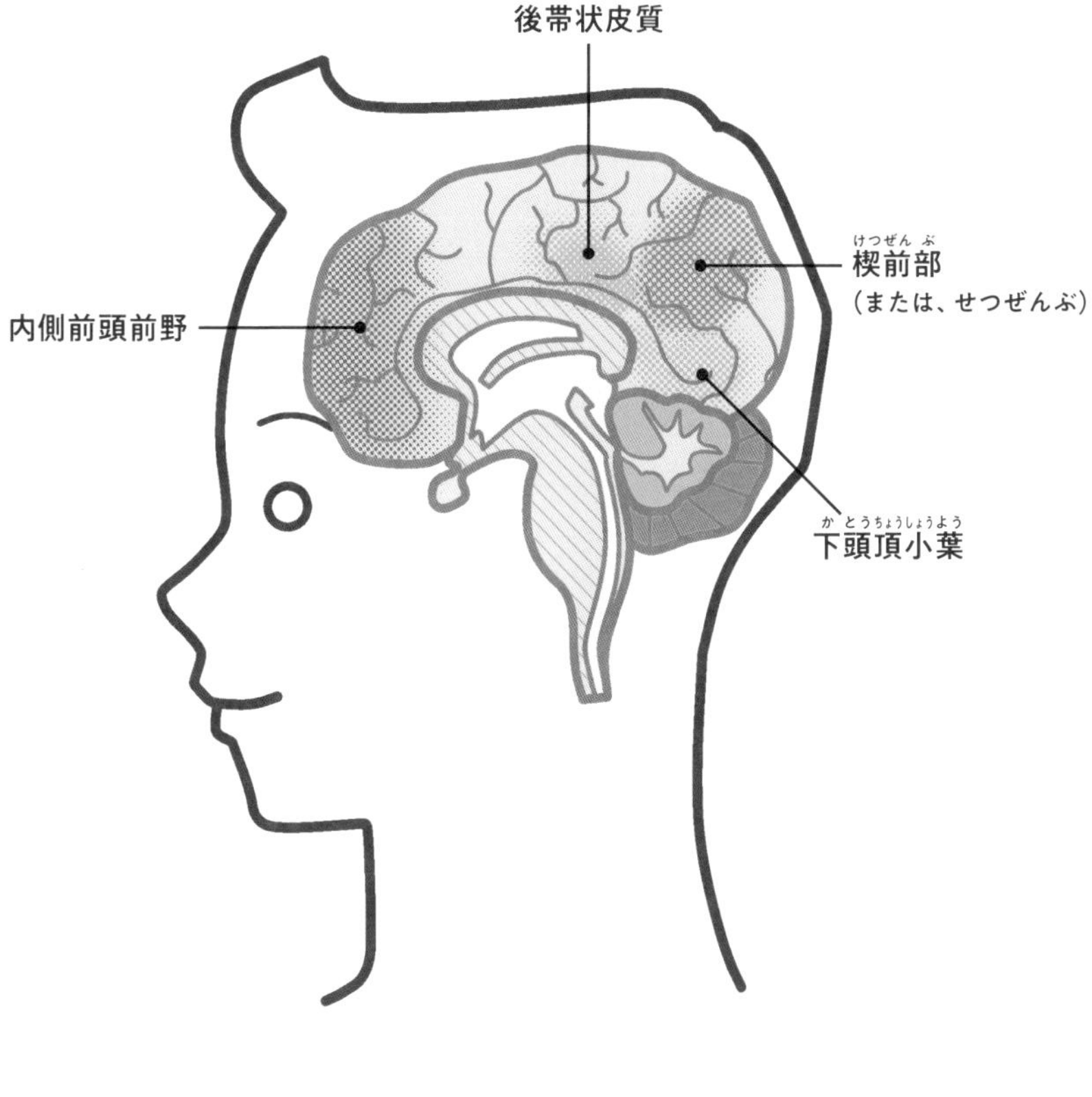

デフォルトモードネットワークとは、脳内に存在する回路で、上記のような部位から構成される。ぼーっとして頭を使っていないと思える場面でも、この回路は、いわば電源が入ったままの状態なのでエネルギーを消費しつづける。脳神経にも負担をかけることに。

瞑想1

瞑想で「今、ここ」に意識を集中

マインドフルネスでは、「今、ここ」だけを意識して瞑想します。すると、脳の疲れがとれて脳機能がアップする、ストレスが解消される、自律神経のバランスがよくなるといった効果が得られます。

　では、瞑想の基本姿勢と手順を紹介します。まず、椅子に座る、座禅を組むなどして、姿勢を正します。そして目を閉じ、頭の中を空っぽにしてみましょう。最初は難しく、過去を思い出したり、次にやるべきことを考えたりと、次から次にさまざまな雑念が思い浮かんでくるかもしれません。でも、無理に考えまいとする必要はありません。そうした自分をも、いったん受け入れて、雑念は捨て去るイメージを持ちましょう。

　呼吸をしながらカウントしたり、息を吸ったり吐いたりするときの鼻や胸、おなかの動きに意識を向けるといいでしょう。とにかく、瞑想している今の自分自身に集中してみること。周囲の香りや音などが、いつも以上に感じられるかもしれません。

　一日の生活のなかで定期的にこのような時間を設けると、次第に「今、ここ」への集中がしやすくなっていきます。そして、自分の感情などにとらわれることなく、物事を俯《ふ》瞰《かん》的に見られるようにもなります。

2 毛細血管を緩める
4 睡眠の質を高める

瞑想の基本姿勢と手順

腹式呼吸ではラクな姿勢を心がけますが、
瞑想では背すじを伸ばし、姿勢を正して行いましょう。

椅子に座る

1 背すじをスッと伸ばし、
肩の力を抜いて椅子に座る。

2 目を閉じ、呼吸をしながら
カウントしたり、
呼吸をしている鼻、胸、
おなかなどに意識を
向けたりする。こうした自分の
状況だけに集中し、
雑念は無視する。

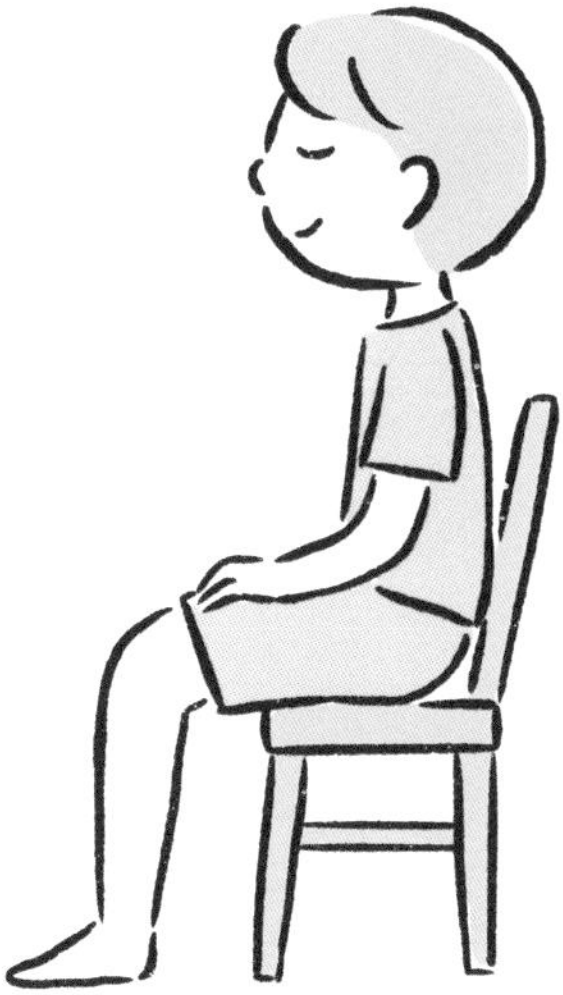

座禅を組む

1 右足を左の股関節に、
左足を右の股関節にのせる。
あぐらでもOK。お尻の下に
厚めのクッションを
敷いてもよい。

2 目を閉じ、呼吸をしながら
カウントしたり、
呼吸をしている鼻、胸、
おなかなどに意識を向けたりする。
こうした自分の
状況だけに集中し、
雑念は無視する。

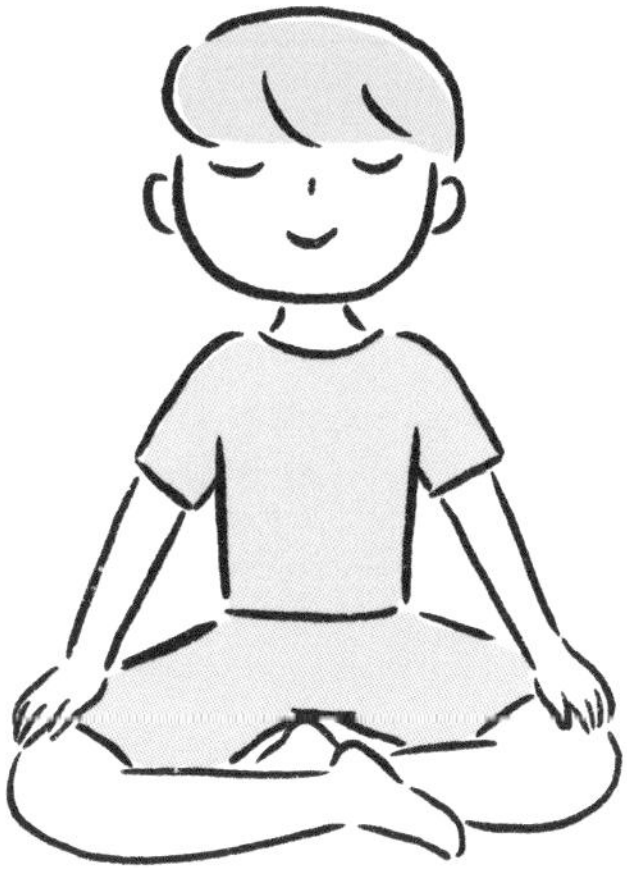

瞑想2

歩きながら行う瞑想も

体を動かすリズムを借りて瞑想する方法もあります。それが、ウォーキング瞑想です。運動不足解消にもなるうえ、リズム運動によってセロトニンが増えるので、一石三鳥。頭で理解しようとして、なかなか瞑想に入れない人にもおすすめです。

まずはリラックスして立ち、何度か深呼吸しましょう。そして、大地と接している足の裏に意識を向け、さらに数回、自然に呼吸を。

それからゆっくりと歩きはじめます。足の裏が地面を踏んでいくのを感じましょう。右足、左足、足の裏、つま先と、どのように重心が移動しているのか、感じてください。慣れてきたら、一歩ごとに背中や腰、腕、肩、胸、首など、各部がどのように動いているのかにも気持ちを向けましょう。

ほかのことが思い浮かんで意識がそれても、構いません。「雑念が浮かんだな」と受け止め、それらを捨て去り、また体の動きに意識を向け直しましょう。

歩いていると、その場所を認識しようと脳の海《かい》馬《ば》が活発に働きます。5分ほど歩くうちに、深いリラックス時の脳波であるθ《シータ》波が現れ、脳の疲れがとれていくというメリットもあります。なお、瞑想には交通量の少ない安全な道を選んでください。

ウォーキング瞑想

足の裏と大地がどのように接しているか、
重心がどのように移動するかに意識を向けながら、歩きましょう。

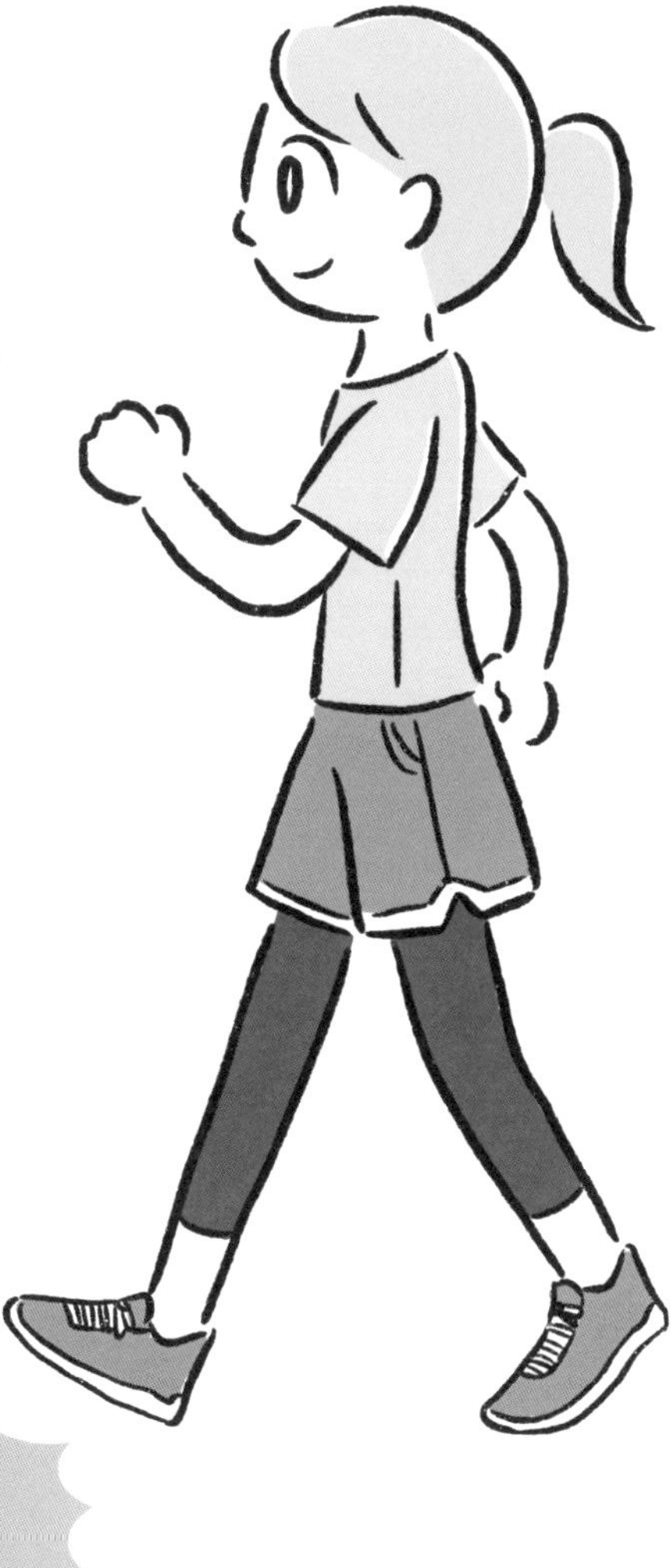

1 リラックスして立ち、深呼吸を数回行う。足の裏に意識を向けて、普通の呼吸を数回繰り返す。

2 足の裏や重心の移動に意識を向けながら、ゆっくりと歩く。

3 慣れてきたら、体のほかの部分がどう動くかにも意識を向けてみる。歩く速度は、自分の心地よいペースで。

体の動きだけに意識を集中！

運動

適度な運動で、毛細血管を増やす

毛細血管を増やして細胞呼吸を活性化させるためには、無酸素運動と有酸素運動の組み合わせが必要です。これらの習慣化により、毛細血管の健康を維持し、また、減ってしまった毛細血管を増やすこともできます。

そもそも筋トレとは、筋肉に負荷をかけて傷つけ、それを修復しようとする回復力によって筋肉を増やしていくもの。この過程で、毛細血管も増やすことができるのです。加えて筋トレには、細胞内でエネルギーをつくりだすミトコンドリアを増やすという利点もあります。さらには、筋トレによって体内にたまる乳酸が信号となり、成長ホルモンの分泌も促進されます。

とはいえ、きつすぎる筋トレでは、活性酸素が大量発生してしまいます。ちょっときついな、と感じる程度にとどめましょう。

これにウォーキングなどの有酸素運動を組み合わせると、相乗効果が得られます。筋トレと有酸素運動を交互に繰り返す、サーキットトレーニングも非常に効果的です。ダイエットに役立つほか、細胞を元気にして免疫機能を高めるホルモンの分泌を促進。また、血流がよくなるため、栄養素や酸素が全身に行き渡りやすくなって細胞呼吸が活性化することも、免疫機能のアップにつながります。

筋トレ＋有酸素運動で、毛細血管が増えて血流もアップ

運動する時間帯はいつでもいいが、最も効率的なのは夕方。副交感神経に切り替わるころなので、体がやわらかくなっていて動きやすい。全身の血流を効率よくアップさせられ、心肺機能も高まる。また、夕方の運動によって成長ホルモンを促しておくと、眠りにつくころにもその効果継続を期待できる。

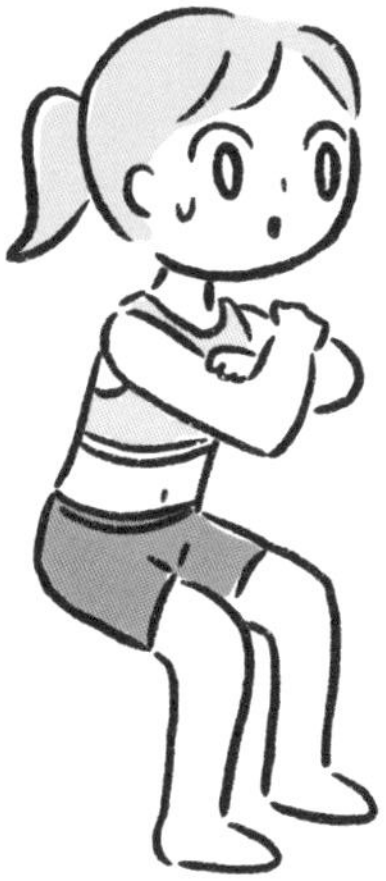

筋トレ（ややきつめの運動）

無酸素運動には、毛細血管を増やす、細胞内のミトコンドリアを増やす、成長ホルモンの分泌を促進する、といった効果がある。ただし、鍛えすぎると横隔膜や骨盤底筋が動きにくくなり、呼吸がしにくくなるので、ちょっときつい、というくらいの運動で十分。

↓

毛細血管が増える！

＋

有酸素運動（ウォーキング）

有酸素運動は、額が軽く汗ばむくらいのものを。おすすめなのは、誰でもすぐに始められるウォーキング。血流がよくなるほか、呼吸筋が鍛えられて心肺機能を高めることができる。また、リズム運動なのでセロトニンが分泌されやすくなるというメリットもある。1日に、男性は1万歩、女性は8000歩を歩くのが理想的。

↓

血流がアップする！

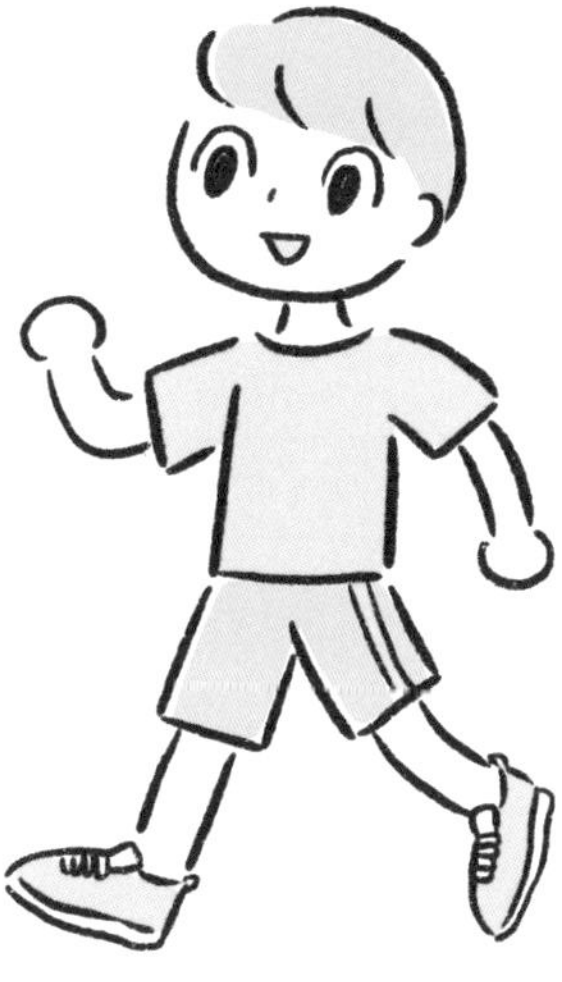

運動

筋トレは、いくつかのメニューを日替わりで

筋トレといっても、わざわざトレーニングジムに通う必要はありません。また、ダンベルなどの道具も不要。腕立て伏せや腹筋・背筋運動、スクワットといった、自重でできるメニューを日替わりで行えば十分です。

日替わりで行うのは、単に飽きないためというだけでなく、筋肉の増え方のメカニズムからしても効果的だから。筋トレによって傷ついた筋肉の修復には2日間ほどかかるため、その間に別の部位のトレーニングをすれば、全身の筋肉を効率よく増やすことができるのです。

鍛える際、特に重視したいのは下半身の筋肉。お尻と太ももだけで、全身の筋肉の70%程度を占めています。これらを鍛えることで、効率的に筋肉量を増やすことができます。

また、第二の心臓とも呼ばれるふくらはぎも重要な部位。重力によって下に集まりがちな血液やリンパ液を、心臓方向に押し戻すポンプのような役割を果たしているからです。この筋肉を鍛えて毛細血管を増やすことで、ポンプの力もアップしていきます。すると、血液やリンパ液が全身に巡るようになり、細胞に酸素や栄養素を届ける力も強まって、細胞呼吸が活性化します。

1 血流を上げる

3 リンパを流す

1週間の運動例

5分程度の筋トレを、部位を変えながら日替わりで。
有酸素運動をプラスして、運動の効果をさらに高めて。

5分 筋トレ

道具のいらない自重トレーニングがおすすめ。腱を傷める心配がないうえ、ゆっくり行うことによって成長ホルモン分泌の効果が高まる。毎日メニューを変えたほうが、さまざまな筋肉を効率よく鍛えられる。

月 腕立て伏せ

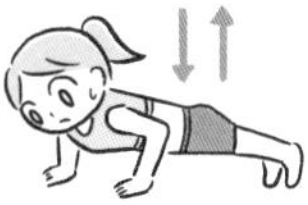

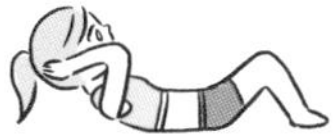

火 腹筋・背筋運動

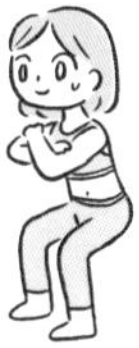

水 スクワット

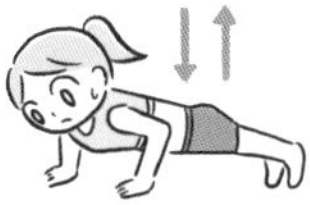

木 腕立て伏せ

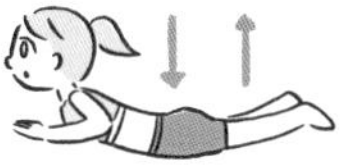

金 腹筋・背筋運動

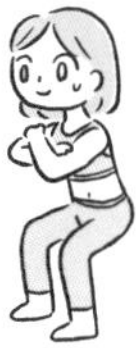

土 スクワット

日 お休み

＋

15分 有酸素運動

ウォーキングのほか、ダンス、水泳、踏み台昇降など、15分程度続けられて息が切れない程度の運動なら、なんでもOK。

memo

30分間のサーキットトレーニングもおすすめ

筋トレと有酸素運動を交互に繰り返すこのトレーニングは、筋力アップや心肺機能の向上などに最適。腕立て伏せを30秒、踏み台昇降を30秒、腹筋運動を30秒、踏み台昇降を30秒…という具合に、さまざまなメニューを組み合わせて。

腕立て伏せ

上腕と胸を鍛えるのに効果的。負担を軽減したい場合は両ひざをついて。

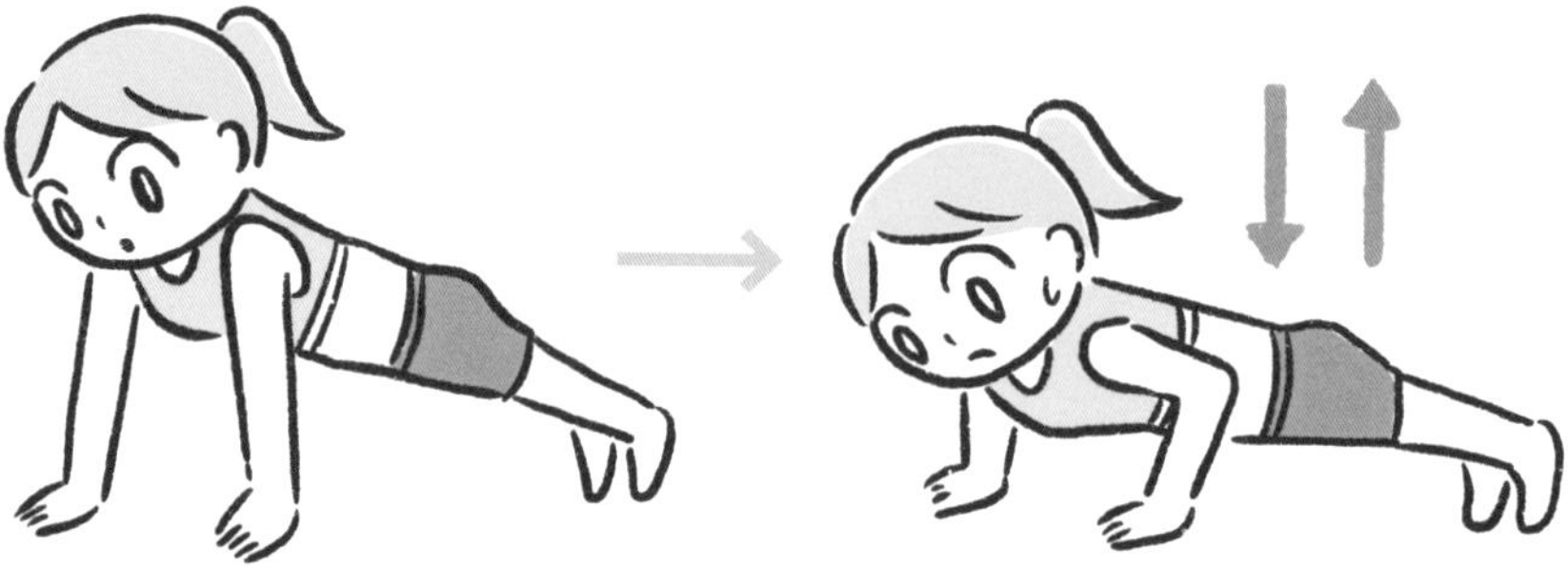

1 両手を、肩幅よりやや広めのところで床につき、ひじを伸ばす。足は、つま先だけを床につける。

2 体をまっすぐに保ちながらひじを曲げ、床ギリギリまで下ろす。1～2秒キープした後、手で床を押しながら1の体勢に戻る。

3 2をゆっくりと10回繰り返す。これを3セット行う。

背筋運動

腹筋運動に続いてこちらも。
懸垂と同じような運動効果が得られる。

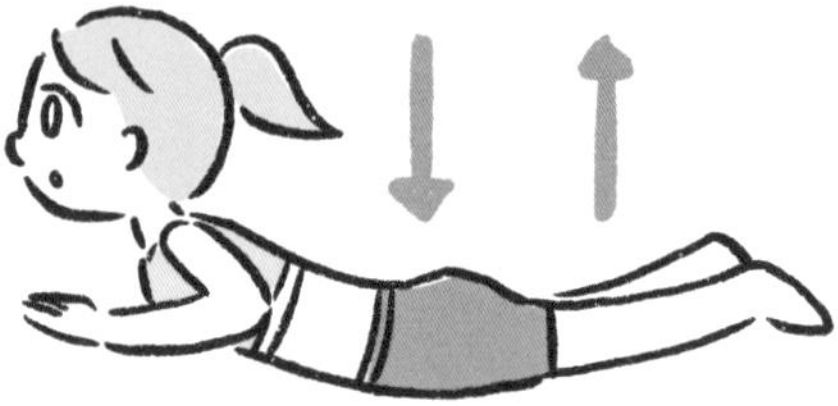

1 うつぶせになり、脇をしめて、胸の横で床に手をつく。

2 胸と手、脚を同時にゆっくりと浮かせ、背中を反らした状態で1～2秒キープする。ゆっくりと1の体勢に戻る。

3 2を10回繰り返す。
これを3セット行う。

腹筋運動

引き締まったおなかへ。
腰や首を傷めないよう、無理はしないで。

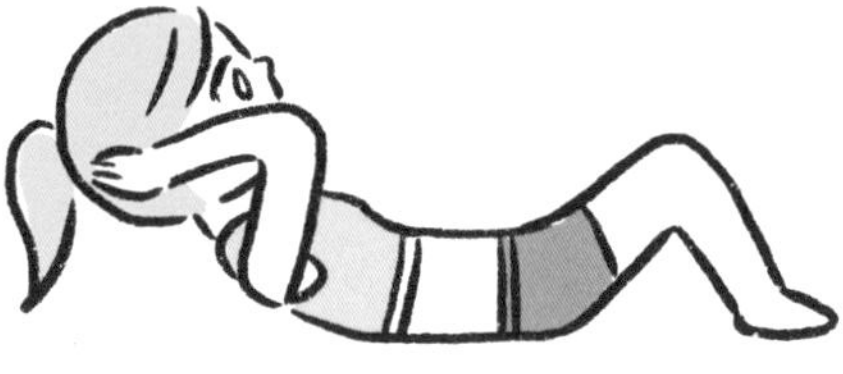

1 仰向けになり、ひざを90度に曲げる。手は頭に添える。

2 上体を、丸めるようにしながら起こす。ゆっくりと1の体勢に戻る。

3 2を10回繰り返す。
これを3セット行う。

スクワット

自重によって、お尻から脚にかけての筋肉を効果的に鍛える。

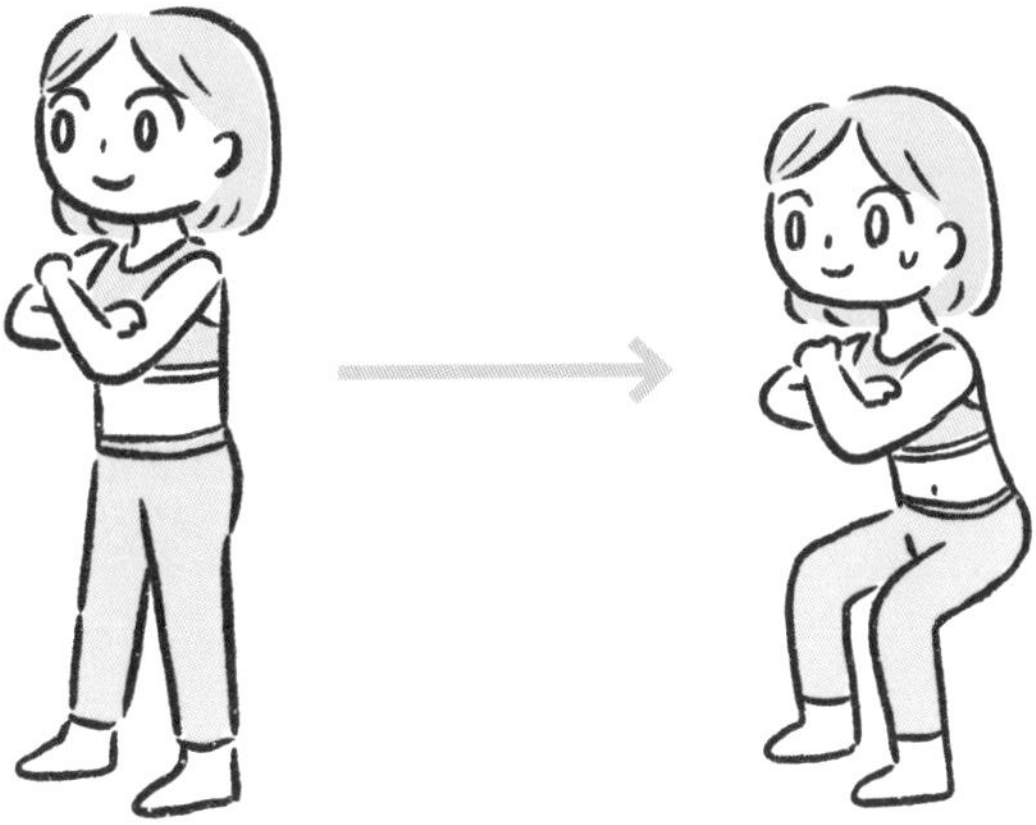

1 足を肩幅に広げ、背すじを伸ばして立つ。両腕を胸の前で組む。

2 お尻を後ろに引きながら、太ももが床と平行になるまで腰を落とす（ひざがつま先より前に出ないように）。ゆっくりと1の体勢に戻る。

3 2を10回繰り返す。これを3セット行う。

時間がないときは

つま先立ちエクササイズ

デスクワーク中など、椅子に座ったままで簡単にトレーニング。

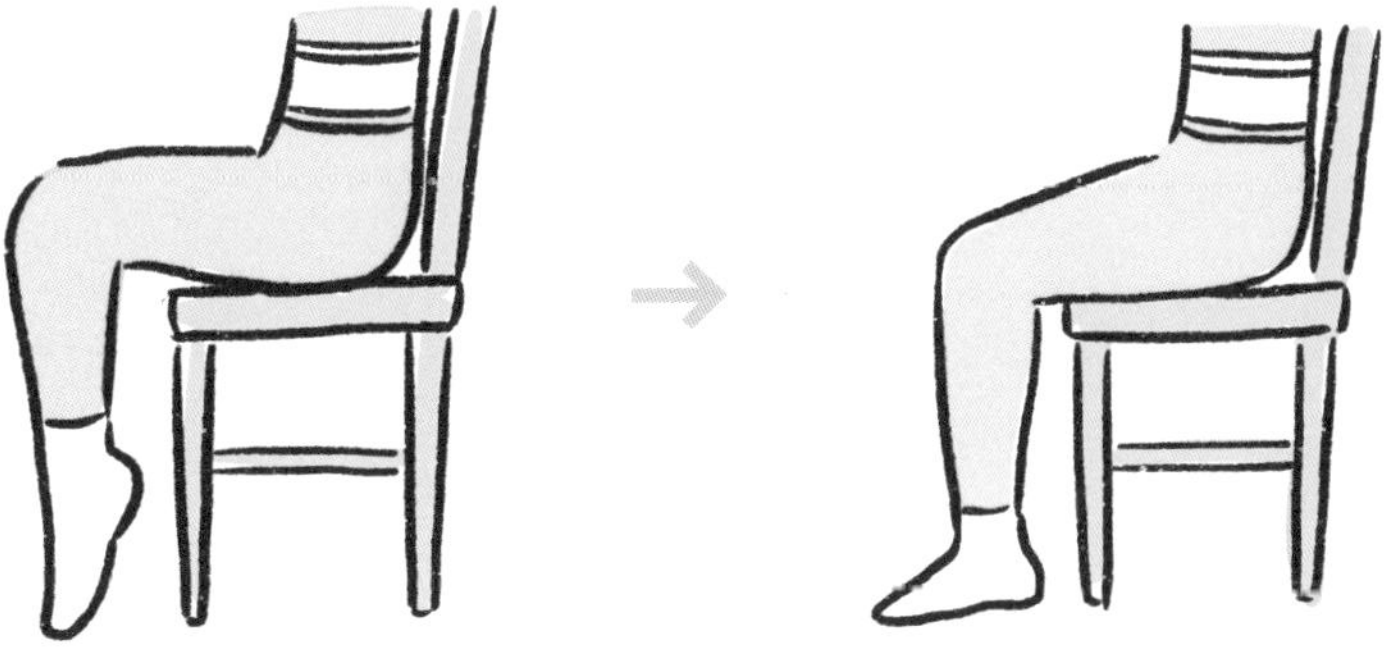

1 椅子に座って、両足のかかとを5秒くらいかけてゆっくりと上げ、つま先立ちの状態で1〜2秒キープする。

2 両足のかかとを5秒くらいかけてゆっくりと下ろす。この上げ下げを10回繰り返す。

おすすめ習慣4

入浴+ストレッチ

ぬるま湯入浴+ストレッチで、血流を促す

ぬるめのお湯にゆったりつかる入浴は、毛細血管を緩める、副交感神経を優位にする、血流をよくして体を温めるといった作用があり、総合的に免疫機能を高めるおすすめの習慣です。いつもシャワーで済ませている人は、こうした免疫機能アップのチャンスを失っているということ。加えてお湯が熱めだと、交感神経を刺激してしまうので眠りが妨げられ、かえって免疫機能を下げている可能性もあります。

入浴は眠る1～2時間前までとし、ぬるめのお湯に20～30分つかりましょう。毛細血管が拡張して、全身が温まります。湯船の中でストレッチをすると、さらに血流がアップ。なお、汗をかくので入浴の前後には水分補給を適宜行うようにしてください。

そして、入浴後もストレッチで体を緩め、リンパを流すマッサージも行うと、よりリラックスできます。

入浴は、体温に関しても重要なことです。毛細血管が拡張すると、末梢が温まる一方で、体の中心にたまった熱は入浴後に下がっていきます。この深部体温の低下は徐々に進むので、それに合わせて就寝すると、スムーズに眠りにつくことができ、質のよい睡眠が得られるのです。

1 血流を上げる

2 毛細血管を緩める

3 リンパを流す

4 睡眠の質を高める

就寝1〜2時間前に
ぬるめのお湯につかると、睡眠の質も向上

基本的に、38〜41℃のぬるめのお湯に20〜30分つかるのがベスト。毛細血管が緩んで、体の隅々まで血液が行き渡る。入浴中は深部体温がぐっと上がるが、その分だけ、湯上がり後の1時間ほどで深部体温は下がっていく。これに伴って、眠りにつきやすい状態になっていく。

ぬるめのお湯につかる

副交感神経が優位になる

↓

毛細血管が緩む

↓

血流が促される

↓

睡眠の質が上がる

適度な温度や浮力によって、体はリラックス。副交感神経が優位になり、毛細血管が緩んで温かい血液が全身に行き渡る。こうしてぐっすり眠れば、成長ホルモンがしっかり働く質のいい睡眠をとることができる。

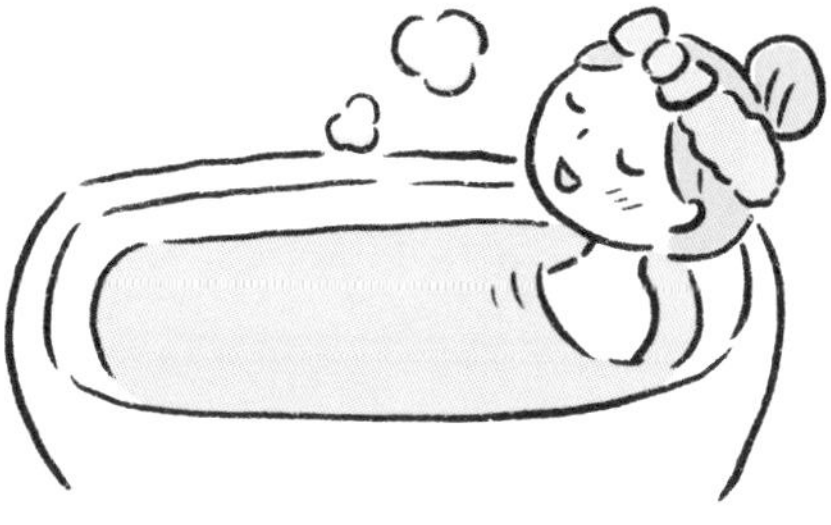

シャワーのみ

交感神経が優位なまま

↓

寝つきが悪くなる

体が温まらずリラックス効果も低いため、副交感神経は優位になりにくく交感神経が働き続けることに。眠りに適した状態をつくる、体温の変化や毛細血管の緩みもなく、なかなか眠れない。

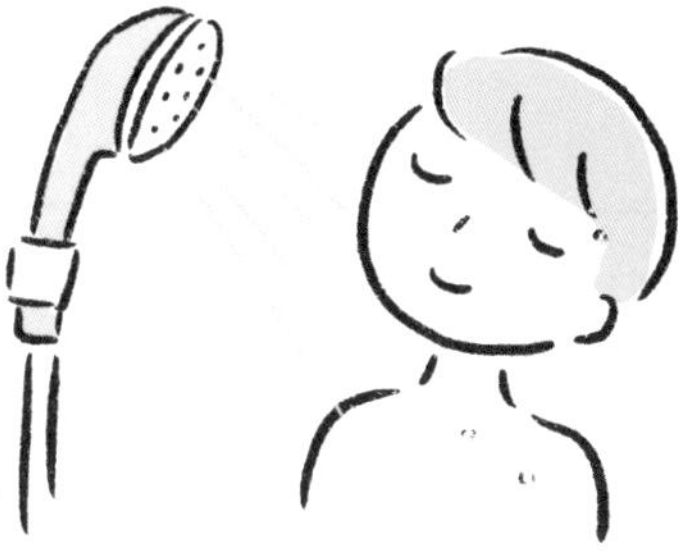

memo

炭酸系入浴剤+ジェットバスで細胞呼吸がアップ

この2つを組み合わせたお湯からは、とても微細な気泡が発生。気泡が弾ける際の超音波によって、高いマッサージ効果と温熱効果が得られる。全身の毛細血管では適量の一酸化窒素が分泌されて血管が緩み、細胞呼吸が活性化する。

湯船の中で降圧ストレッチ

お湯につかりながら行うストレッチで、入浴の効果をさらにアップ。

首すじをほぐすストレッチ

首を前にゆっくり倒し、続けて後ろにゆっくり倒す。今度は首を時計回りにゆっくりぐるりと回し、続けて反対回りも同様に。これを3回行う。

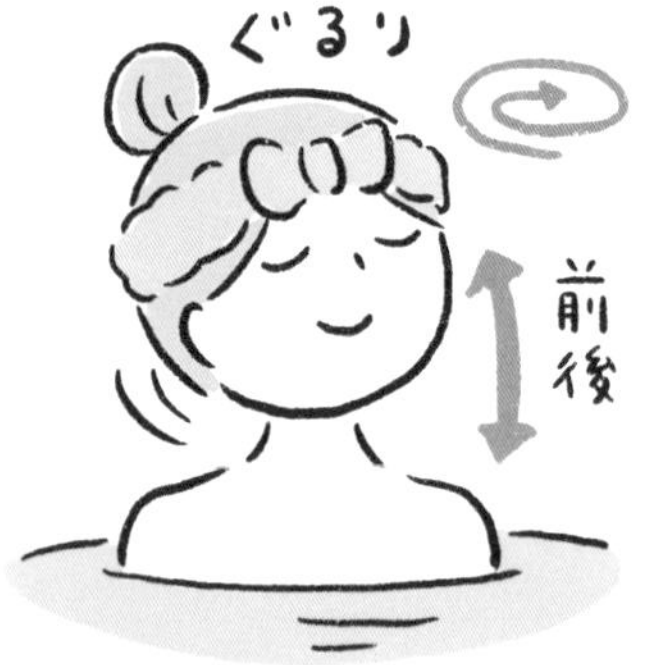

手首を伸ばすストレッチ

片腕を前に出して手のひらを下に向け、もう片方の手で指の内側を押さえながら手首を反らす。今度は指の外側を押さえながら手首を内側に曲げる。これを10回程度行う。反対の手も同様に。

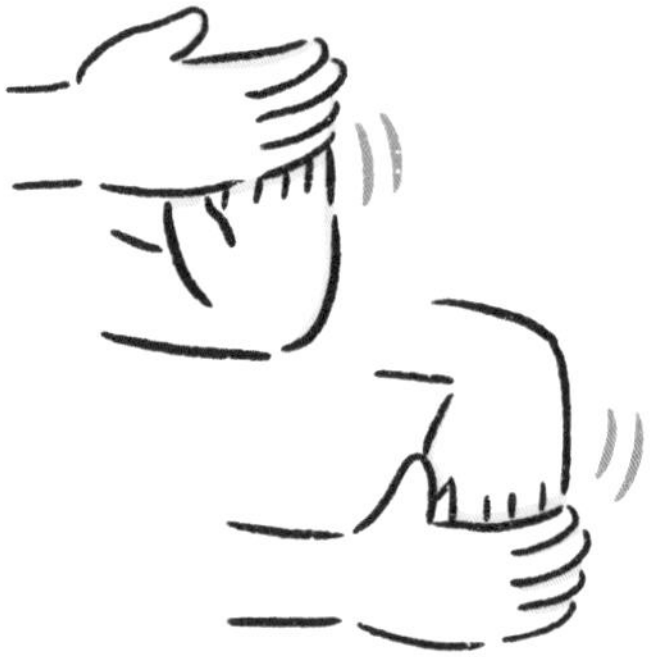

これもおすすめ！

リンパシャワー

体をせっけんで洗うときは、順番を意識すると◎。頭から胸、肩、手、次いで、背中、腰、お尻、太もも、ひざ、足先と、末端に向けて軽い力で洗って。流すときは、少し熱めのシャワーで、洗ったときとは逆に末端から中心部へ向かうように。

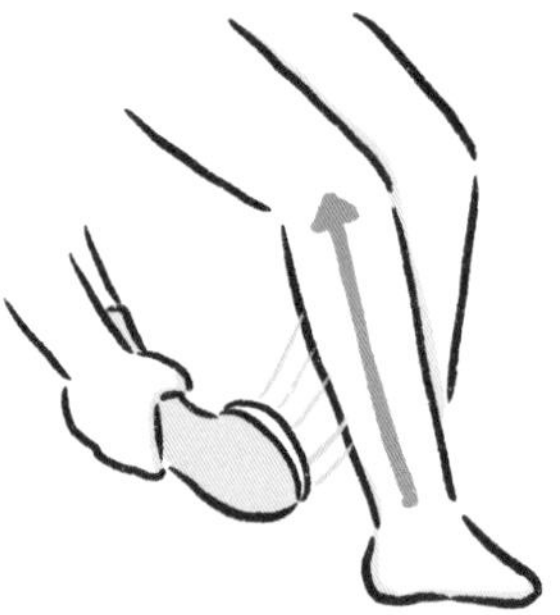

体をひねるストレッチ

左脚を自然に内側へ曲げ、右脚は立てて左脚の外側へ。背すじを伸ばしたまま上半身を右側にひねり、10秒キープする。力を入れすぎず、ゆったりと呼吸しながら、ねじりが自然に深くなっていくのを感じて。反対側も同様に。

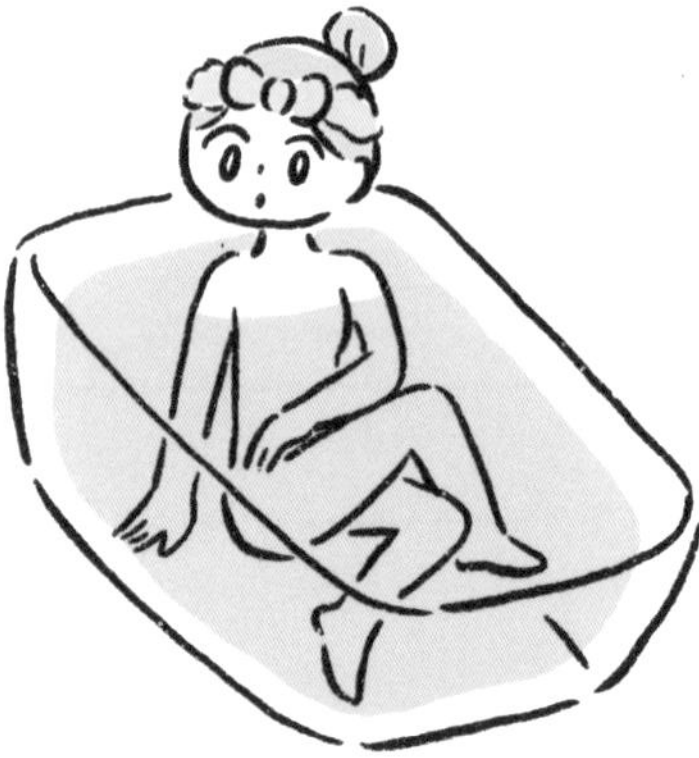

湯上がりにストレッチ＆リンパマッサージ

入浴後はこのストレッチ＆マッサージで、さらに体を緩めて。

太ももを伸ばすストレッチ

足を無理のない範囲で開いて座り、片方は後ろへ曲げる。前に出しているほうの前ももにおなかがつくイメージで、ゆっくり呼吸をしながら上体を倒す。反対の足も同様に。5～10回行う。

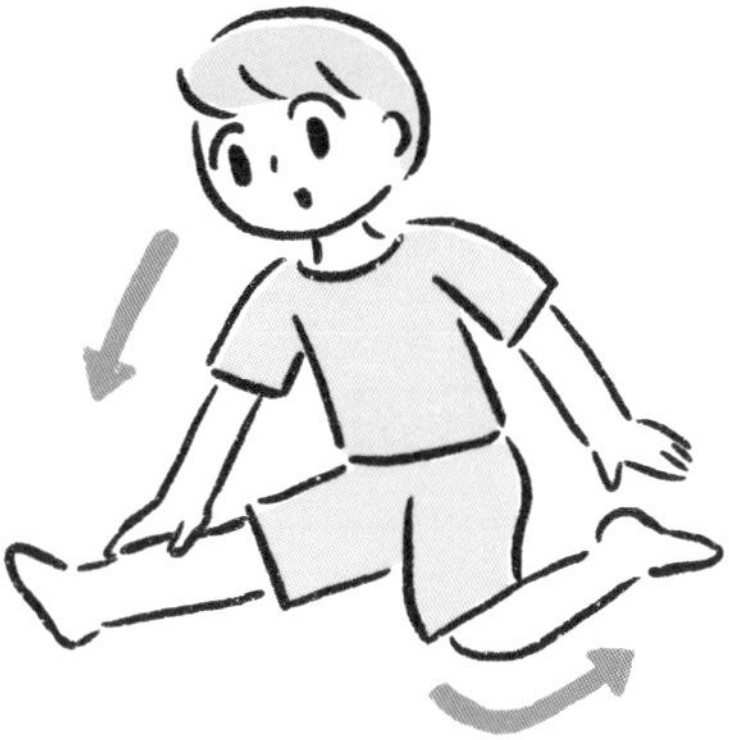

股関節をほぐすストレッチ

床にあぐらをかくようにして座り、足の裏どうしを合わせる。両足を持って、できるだけ背中を丸めないように注意して上体を倒す。ゆっくりと呼吸しながら10秒キープし、体を起こす。これを5～10回行う。

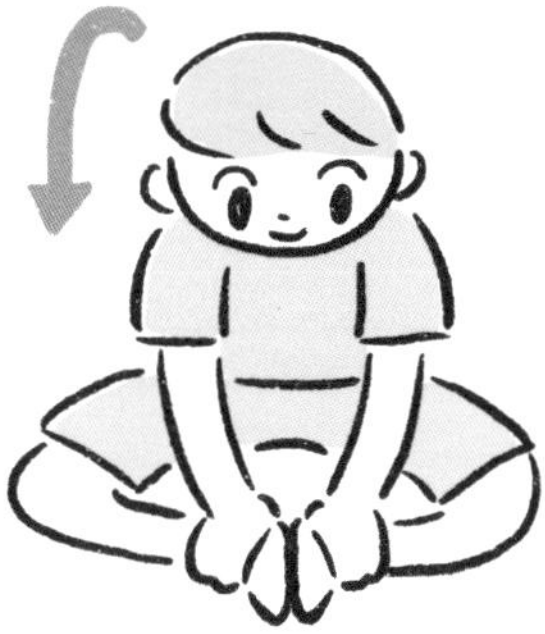

リンパマッサージ

右図のリンパ節（水色の部分）を、リンパの出口である鎖骨から末端に向かって順に押していく。強すぎない程度に、3秒ほど軽く押すのがポイント。次に、末端からリンパの流れ（矢印）に沿って流し込むようなイメージでさする。強すぎると逆にリンパの流れを止めてしまうので、手のひらでやさしくなでるように。

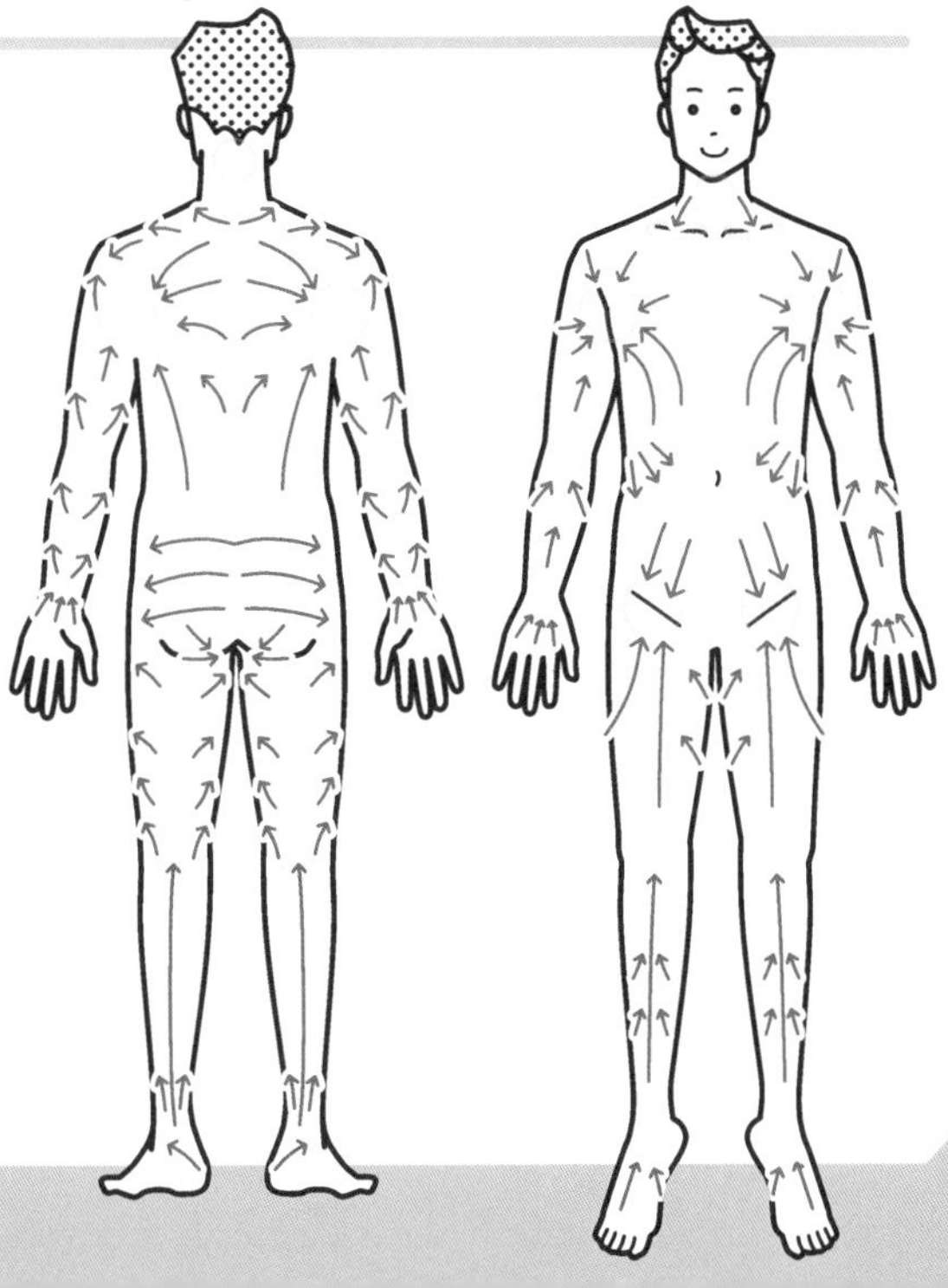

睡眠

睡眠の質を上げて、成長ホルモンを分泌させる

良質な睡眠がとれれば、その間に「成長ホルモン」などが分泌されます。このホルモンは、成長期には文字通り体を成長させ、大人になってからは細胞の修復・再生を促進させるもので、免疫機能にとっても非常に重要なものです。

私たちは眠っている間、「レム睡眠」と「ノンレム睡眠」という眠りを行ったり来たりしますが、成長ホルモンが最も多く分泌されるのは、入眠直後から90～１８０分の間に訪れる、特に深いノンレム睡眠の間です。

体のメンテナンスがきちんと行われるには成長ホルモンが不可欠で、それが分泌されるにはスムーズに入眠してぐっすり眠る必要があるのです。

免疫機能に関しては、睡眠時間を十分にとることもまた重要です。そのほうが風邪を引きにくいという実験結果が報告されていますし、別の研究では、ワクチンの接種後に抗体がつくられやすいこともわかっています。

質のよい睡眠のためには、2つの習慣がカギとなります。それは、起床後に睡眠ホルモンの準備をすることと、就寝前にマインドフルネス瞑想呼吸で十分にリラックスすること。これから、その方法を紹介します。ぜひ、意識して実践してみてください。

深い睡眠は、成長ホルモン分泌や風邪予防などにつながる

ぐっすり眠れる質のよい睡眠がとれているということは、深いノンレム睡眠に到達できているということ。この場合に、睡眠ホルモンを十分に分泌させることができる。また、質だけでなく量も大事。実際、睡眠時間を十分にとれている人のほうが風邪を引きにくい、という実験結果も出ている。

このタイミングで、成長ホルモンは最も多く分泌される

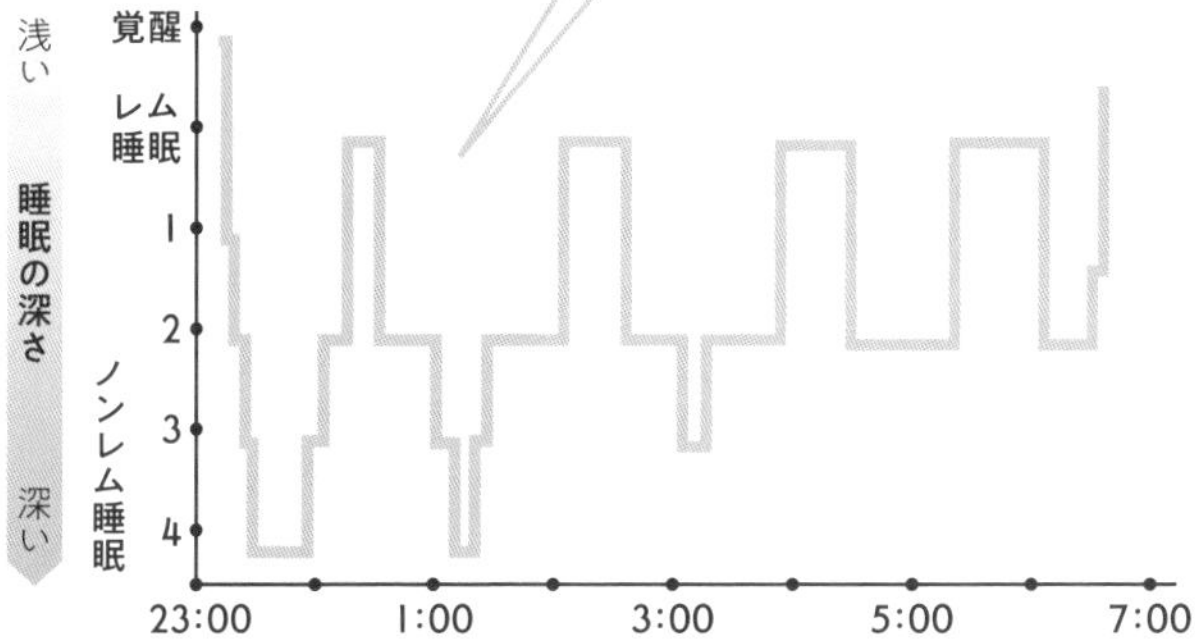

参考：根来秀行『ウイルスから体を守る』（サンマーク出版）

睡眠中はおよそ90分の周期で、レム睡眠と4段階の深さがあるノンレム睡眠を繰り返す。ノンレム睡眠は、脳を休めるための眠り。成長ホルモンの分泌量は、就寝直後から2回目までの深いノンレム睡眠中が最多。ただし、睡眠ホルモンの量が不十分だったり、就寝前にリラックスできていなかったりすると、深いノンレム睡眠に到達せず、成長ホルモンは十分に分泌されない。

睡眠時間が短いほど風邪を引きやすくなる

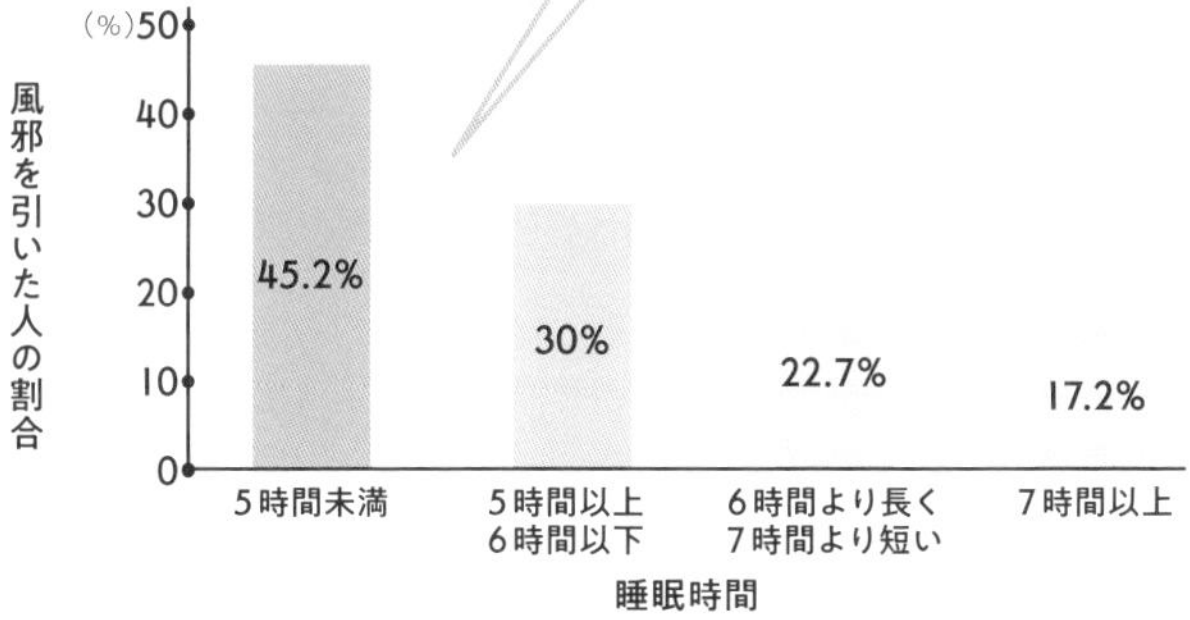

参考：Aric A Prather,Denise Janicki-Deverts,Martica H Hall,Sheldon Cohen “Behaviorally Assessed Sleep and Susceptibility to the Common Cold” Sleep, 2015 Sep 1;38(9):1353-9.

2015年公表のアメリカの論文にて、風邪と睡眠時間の関係を調べた実験結果が報告されている。風邪の原因となるウイルスを、睡眠時間の異なる健康な人たちに投与したところ、7時間睡眠をとっている人では17.2%しか風邪を引かなかったのに対し、睡眠時間が5時間を切っていると45.2%もの人が風邪を引いたという。十分な睡眠をとることは、ウイルス感染予防にも効果があるといえる。

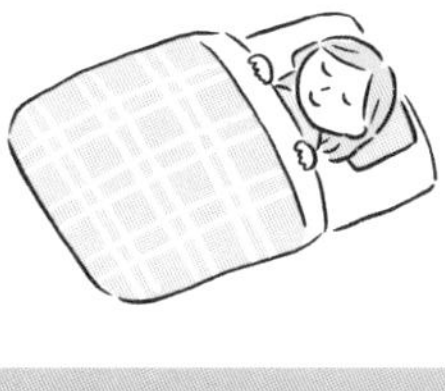

体の細胞の再生には、7時間睡眠がベスト

就寝してから1時間30分～3時間のところで、成長ホルモンが最も多く分泌され、細胞修復の指令が行き渡る。これによって全身の細胞に酸素や栄養素が届けられ、メンテナンスにはさらに4時間程度かかる。つまり、合計で7時間程度の睡眠が必要ということになる。

睡眠 I

起床後は、朝日を浴びて睡眠ホルモンの準備をする

睡眠ホルモンであるメラトニンは、起床してから15～16時間後に分泌されはじめ、その1～2時間後に分泌量が最も多くなります。血圧や深部体温を下げ、眠りにつきやすい状態へ導く作用があるので、夜は自然で良質な睡眠がとれるようになるのです。こうして、一日の睡眠と起床の体内リズムをつくっているメラトニン。たくさん分泌されるほど、眠りは深く、質がよくなります。

その分泌のタイミングに大きく関わるのが、朝の日の光。これが目から入り、体内時計がリセットされることによって、冒頭のような理想的な時間帯にメラトニンが分泌されるようになるのです。

つまり、質のよい眠りのためには、起床したときから準備が必要ということ。朝はできるだけ毎日同じ時間に起きてしっかりと光を浴び、体内時計の時刻合わせをしましょう。そうすれば自然に、起床後15～16時間以降には眠くなります。しかも深い眠りが得られ、それによって成長ホルモンもたくさん分泌されることから、細胞の修復や再生が滞りなく行われます。

なお、体内時計のリセットには、曇り空程度の明るさで十分。太陽光に限らず、コンビニなどの人工的な照明でもＯＫです。

睡眠の質を高める朝の習慣

朝の行動に、睡眠の質を高めるカギが。そのまま自然なリズムで生活すれば、
免疫機能アップにもつながります。

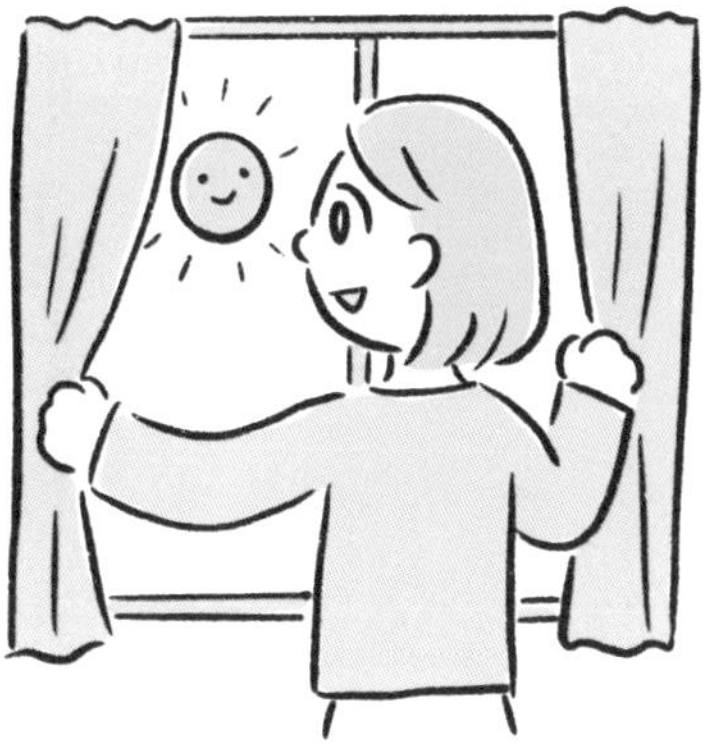

朝は6〜7時に起きて、朝日を浴びる

体にとって無理のない理想的な生活リズムは、日光の動きに合わせること。日照時刻は季節によって違うが、現代の生活パターンにあてはめると、6〜7時に起きるのがベスト。そしてカーテンを開けて朝日を浴び、きちんと体内時計の時刻合わせをすることが重要。

夜は23〜24時に寝て、体をメンテナンス

7時間睡眠をとるために、夜は23〜24時に就寝。朝日を浴びたことで、夜にはメラトニンが働き自然と眠くなる。すぐに深い眠りに入ることができ、成長ホルモンが分泌されて体のメンテナンスが進む。朝まで睡眠が邪魔されないよう、部屋は真っ暗にするなど睡眠環境も整えて。

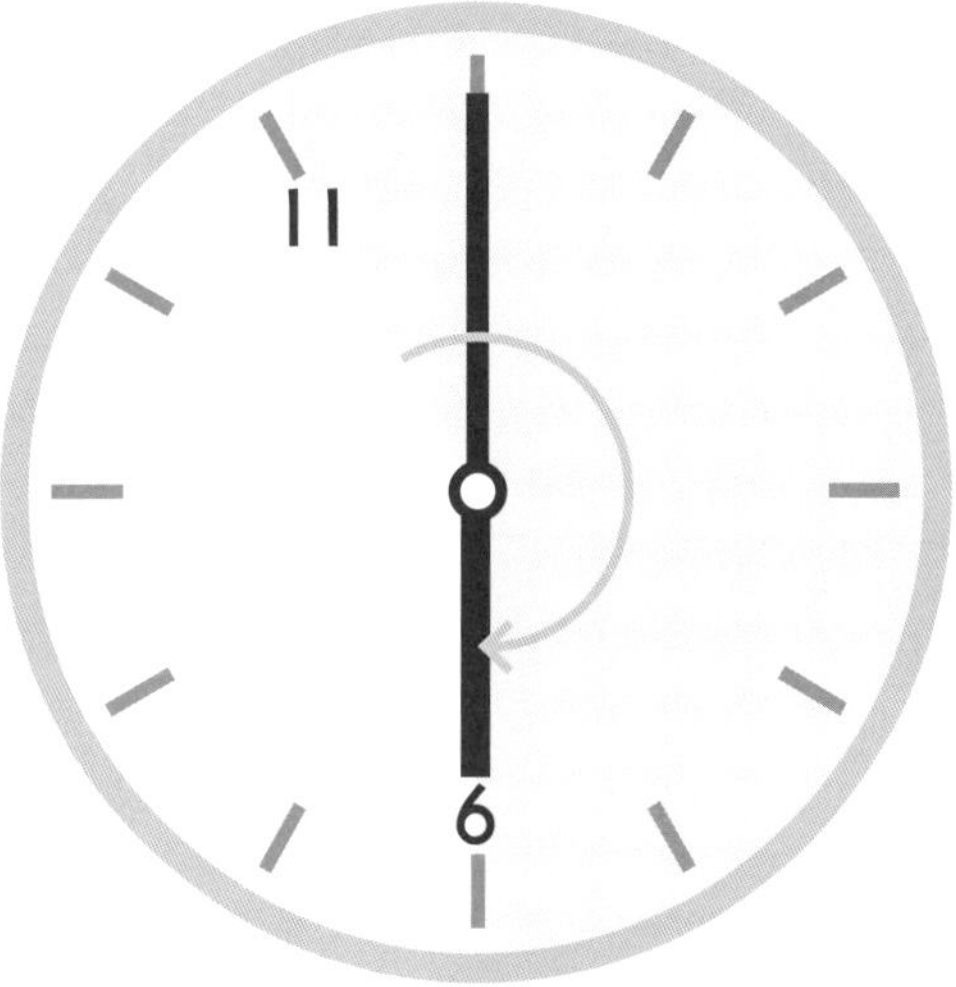

朝6〜7時に起きる場合、
メラトニンの分泌量が
特に多いのは、23〜24時ごろ。
その後、朝に光を浴びるまで、
メラトニンが力を発揮する

memo

短時間しか眠る時間がないなら

就寝時間が遅くなっても、起床時間は一定にして生活リズムを保つのが大切。ただし、短時間睡眠が続くと睡眠負債がたまるので、できるだけ7時間睡眠を確保したい。

睡眠2

就寝前には、マインドフルネス瞑想呼吸を

眠る前におすすめの習慣が、「マインドフルネス瞑想呼吸」です。寝つきがよくなるほか、睡眠の質がアップし、翌日の脳のパフォーマンスも上がるという効果があります。

そもそも、眠りにつくときはただでさえ心身はリラックスしています。脳波は、活動中に現れるα波よりも、リラックス時に現れるθ《シータ》波が多く出ている状態になります。

そんなθ波をさらに多くしてくれるのが、眠る前のマインドフルネス瞑想呼吸なのです。これで呼吸しているときは余計なことを考えないため、記憶をつかさどっている海馬の負担を減らすことができ、θ波の出現につながるというわけです。このことは、ハーバード大学などの実験結果として報告されています。さらに、記憶力、なかでも物事を覚えて記憶にとどめる、短期記憶がアップするという実証も得られています。

普段、仕事などでストレスを抱えていて、眠る前は心配事をあれこれ考えてしまってなかなか眠れない、という人も多いでしょう。マインドフルネス瞑想呼吸の習慣を身につければ、眠るときは悩みから解放され、十分に休養できるようになります。

2 毛細血管を緩める
4 睡眠の質を高める

睡眠の質を高める夜の習慣

眠りに悩みがあるなら、就寝前にマインドフルネス瞑想呼吸を。
質のよい眠りが得られて、翌日もすっきり！

マインドフルネス瞑想呼吸

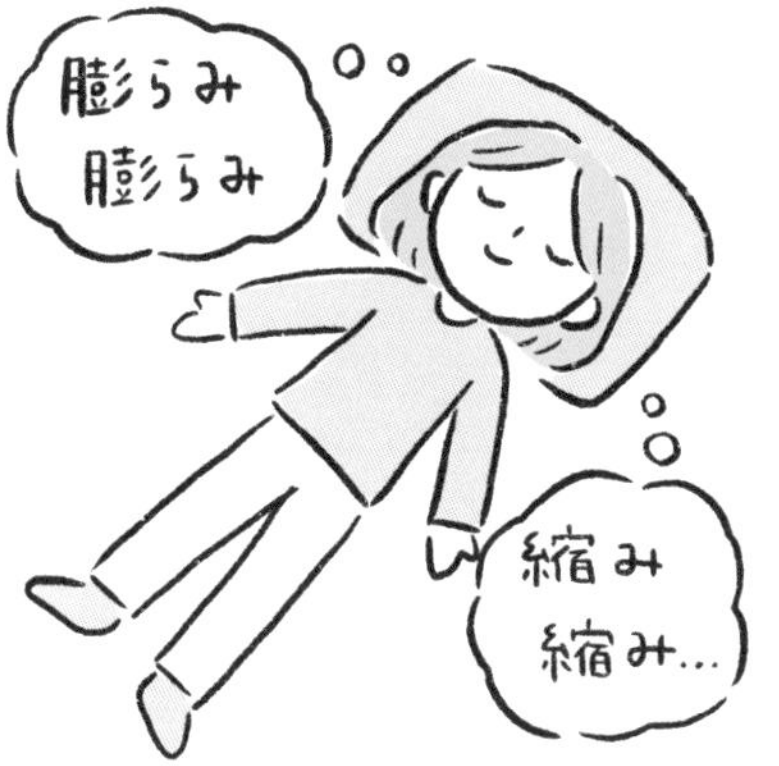

1 仰向けに寝て手足はゆったりと伸ばし、目を閉じる。

2 自然に呼吸しながら、胸やおなかの動きに意識を向ける。

3 息を吸うときに「膨らみ、膨らみ」、吐くときに「縮み、縮み」と、心の中で唱える。

4 余計な考えが浮かんできたら、「今、考え事をしている」と心の中で確認し、その雑念を風呂敷に包んで捨てるところをイメージする。そして、心を落ち着けて「戻ります」と確認し、呼吸に意識を戻す。余裕が出てきたら、意識を全身に広げ、体の隅々で呼吸しているイメージをしてみる。5分程度続ける。

夜中に目が覚めたら

「10・20呼吸法」

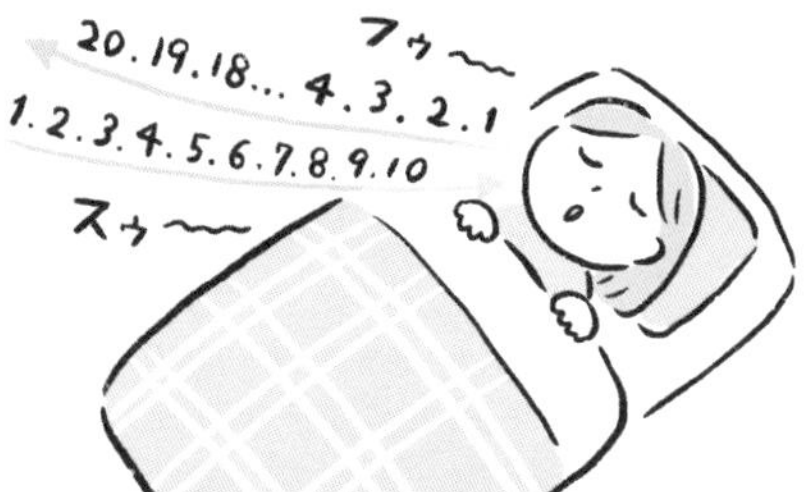

1 自分がリラックスできる体勢で、自然な呼吸を数回繰り返す。

2 おなかや肛門を絞るような意識をしながら、ゆっくり息を吐ききる。

3 肛門の力を緩め、おなかを膨らませるとともに10数えながら息を吸う。

4 首から胸にかけての力を抜いて、20数えながら自然に息を吐いていく。途中からは再びおなかと肛門を絞るようにして、息を吐ききる。

5 3〜4を眠れるまで繰り返す。

免疫機能を上げる一日の過ごし方

ここまで、自律神経、体内時計、毛細血管と細胞呼吸など、私たちの健康を保つさまざまな機能を見てきました。それでは、こうした機能を滞りなく働かせながら免疫機能を高めていくためには、日々どのように過ごすのがよいのか、一日の流れを確認していきましょう。

朝は6〜7時に起床し、朝日を浴びるところからスタート。ここで常温の水を飲むと、睡眠中に失われた水分を補うとともに、胃腸が刺激され便通がよくなります。そして起床後1時間以内に朝食をとり、胃腸にある体内時計も目覚めさせること。

日中は、できるだけ体を動かす機会をつくるほか、正しい姿勢で過ごすように努めましょう。姿勢を保っておくだけでも、必要な筋肉が使われるため、毛細血管を増やすのに役立ちます。また、デスクワークをしていても45〜90分に1回は、4・4・8呼吸法（→P92）やストレッチを心がけたいものです。

夕方は20〜30分間、運動の時間を設けましょう。軽い筋トレ＋ウォーキングは、毛細血管を増やすうえ、体を適度に疲れさせるので夜の寝つきがよくなります。夕食は早めにとり、眠る1〜2時間前に入浴を。23〜24時にはベッドに入り、瞑想呼吸をしてぐっすり眠りましょう。

朝

朝日を浴びて、体内時計をリセットする

一日のうち最も大切なのが、朝の過ごし方。何時にどのように起きるかによって、その日の体内時計がセットされ、24時間の体内リズムが動きはじめる。6～7時にはサッと起きて朝の光を浴び、しっかりと朝食をとって。軽くストレッチをすると、末梢の血流がよくなり、その日の活動に向けて体の準備が整う。仕事中は適度に休養や運動を挟むことで、能率がアップする。

［テレワークの場合の、一日の過ごし方の例］

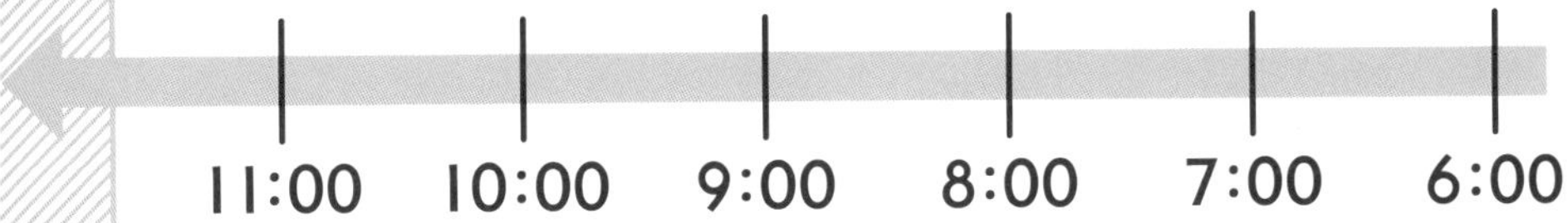

起きる

6~7時に起き、カーテンを開けて日の光を浴びる。

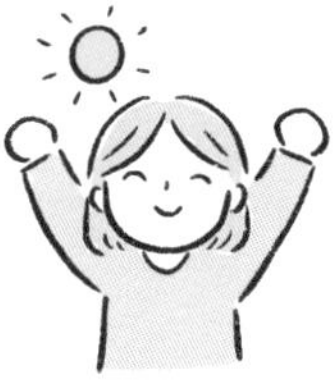

コップ1杯の水を飲む

冷たい水は刺激が強いので、常温の水か、白湯にして。

朝食を食べる

炭水化物、脂質、たんぱく質、食物繊維など、栄養バランスのとれたものが◎。

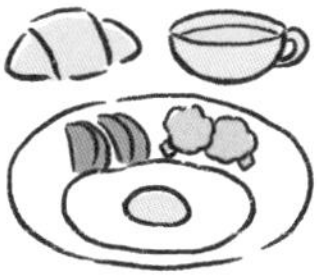

仕事中は姿勢を正す

しっかり背すじを伸ばして。45~90分に1回は、歩いたりストレッチしたりも。

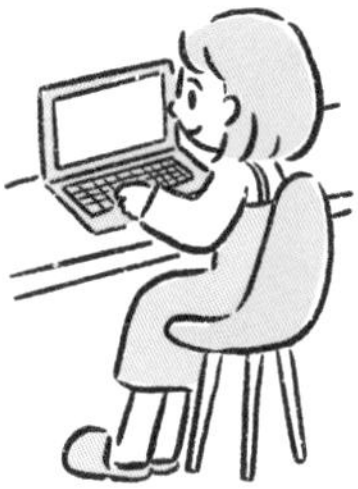

ウォーキング瞑想をする

時間に余裕があれば、15分程度行うのがおすすめ。仕事の能率アップにもつながる。

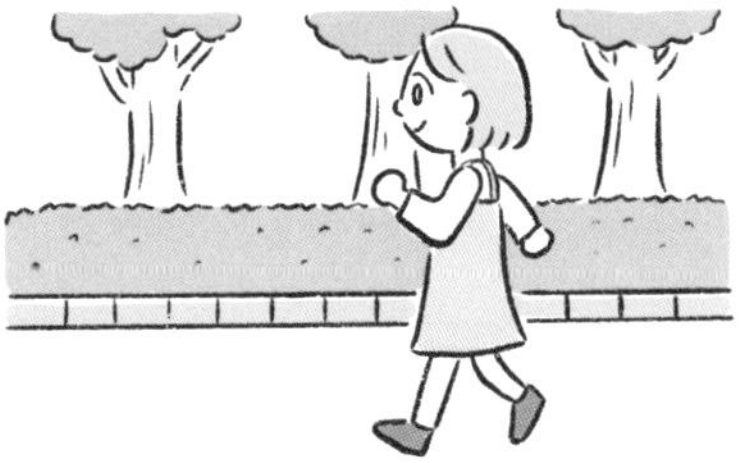

昼

積極的に体を動かして、血液とリンパ液の流れをよくする

朝に引き続き、仕事をしながらも適度にリフレッシュを。また、できるだけたくさん歩くなど、体を動かす機会を増やして活動的に過ごして。これによって幸せホルモンのセロトニンが分泌され、夜に睡眠ホルモンが出やすくなって睡眠の質がアップする。昼食は、活動のためのエネルギーや、筋肉をつくるのに必要な栄養素をしっかりとること。特に、たんぱく質は不足しないように。

17:00　16:00　15:00　14:00　13:00　12:00

昼食はたんぱく質をしっかりとる

魚、肉、豆類、卵、乳製品など、良質なたんぱく質を重視したメニューを。

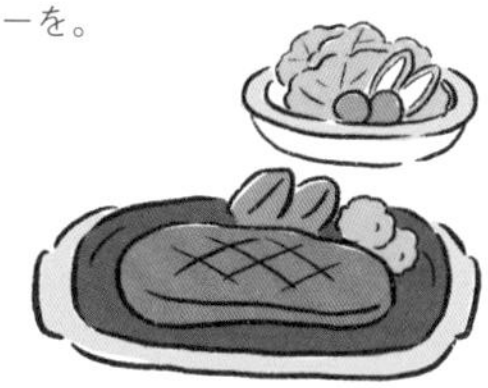

野菜から食べる

脂質や糖質の吸収が緩やかになり、ダイエットや血糖値コントロールにつながる。

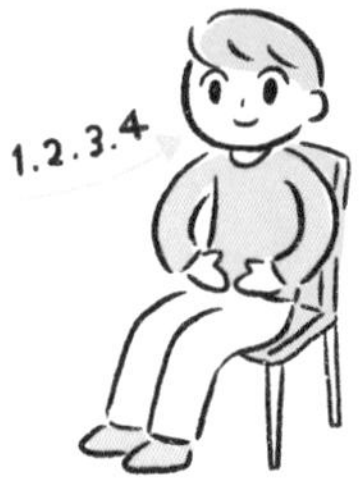

ストレッチや呼吸法を行う

仕事の合間にとり入れることで、気分転換できる。45~90分ごとに行うと、集中力が高まり作業能率もアップ。

軽めの筋トレをする

夕方に、5分程度の筋トレ習慣を。筋肉や毛細血管を維持・増量する効果がある。

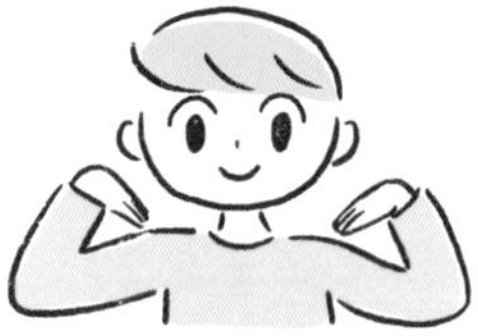

これはNG!

ゴロゴロして過ごす

動かないでいると、全身の血流が悪化。筋肉や毛細血管が減っていくので、全身の健康に悪影響が及ぶことにも。

夜

明るすぎる照明は抑えて リラックスし、質のよい眠りを誘う

夜は、睡眠に向けての準備をする時間。筋トレの後にウォーキング瞑想を行い、副交感神経を優位に導いて。交感神経を刺激するような激しい運動、熱めのシャワーのみの入浴、明るすぎる照明などはなるべく避けること。夕食は、細胞の修復に必要な、ビタミンやミネラルなどの栄養素が豊富で、消化によいものを。そしてゆっくりと入浴し、ストレッチなどで体を緩め、呼吸法で副交感神経を高めつつ、部屋を暗くして眠りに集中。

23:00　22:00　21:00　20:00　19:00　18:00

ストレッチと呼吸法を行う

体も心もリラックスさせて、スムーズに眠りへ導いて。

リビングの照明を落とす

間接照明などを利用し、部屋をやや暗めに。自然に眠くなるような環境を整えて。

ウォーキング瞑想をする

睡眠ホルモンの分泌が促進される。筋トレに続けて行うとよい。買い物がてらなどにとり入れても。

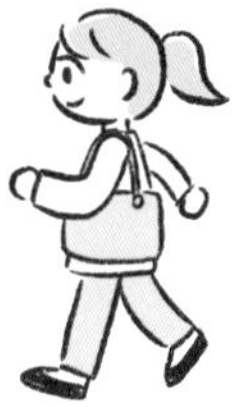

ぬるめのお湯につかる

38~41℃のお湯で、20~30分の入浴を。炭酸系入浴剤などを使うのもおすすめ。

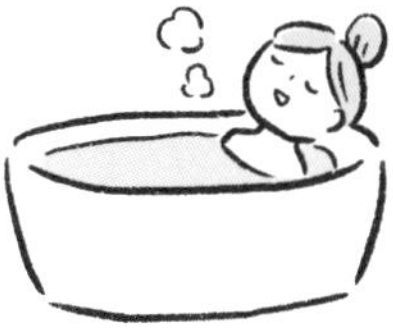

眠る

睡眠は、一日の活動の集大成。よい一日を過ごせていれば、ぐっすり眠れて全身の細胞がメンテナンスされる。

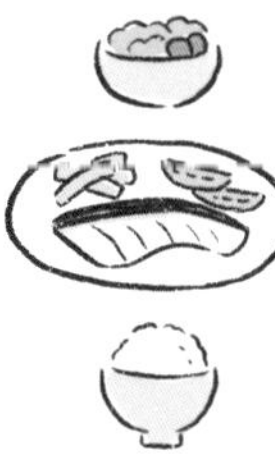

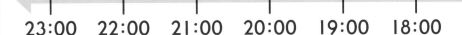

夕食に地中海料理×和食を食べる

肉より魚をチョイス。ビタミン、ミネラル、食物繊維のほか、良質な油も意識して。量は腹八分目に。地中海料理×和食は、Part4にて紹介。

これはNG!

寝酒を飲む

寝つけないからといって、アルコールを摂取するのは逆効果。代謝のために体が休まらず、眠りを妨げる原因になる。

Part 4

免疫機能を強化する食事のコツ

体のあらゆる活動には、さまざまな栄養素を必要とします。もちろん免疫機能にとっても例外ではありません。ここでは、食事が免疫機能にもたらす影響を理解し、そして、何をどれくらいどのように食べるのがよいのかを知りましょう。

あなたは大丈夫?

こんな食生活が、免疫機能を下げる

私たちの生命をつなぐために、食事は欠かせません。ただし、その内容や食べ方によっては、健康を脅かす恐れもあるのです。

今の世の中は、いつでもどこでもいろいろな食べ物が簡単に手に入りますが、そのために人工的な製法や化学物質が用いられていることは意識しておきたいところ。食品によっては、食べ続けると体に悪影響が及ぶものも存在します。

また、食べ物に関するさまざまな情報に振り回されないことも大切です。これを食べ続けるのがいい、これは絶対に食べないなど、食品を極端に選択していると、食生活は大いに乱れてしまいます。

左ページにあげている6項目は、免疫機能に悪影響をもたらす食生活の例です。このように何かに偏った極端な食事は、じわじわと体のどこかに負担をかけ、免疫機能を下げる原因となります。

食べ物は、体をつくる材料であり、日々の活動のためのエネルギーとなるものです。健康にいいのは、栄養バランスのとれた食事を規則正しくとり、しっかり消化・吸収したうえで、その栄養素を全身の細胞に届けること。そうして、細胞呼吸を活性化させることです。

野菜を食べていない日が多い

ビタミンやミネラルのほか、善玉菌を元気にして腸内環境を整える食物繊維などは、免疫機能の働きにも欠かせない。そのため、野菜を1日に350g食べることが大切とされている。野菜不足だと腸内環境が悪化して、免疫細胞の働きを阻害してしまう。

食べる時間が不規則になりがち

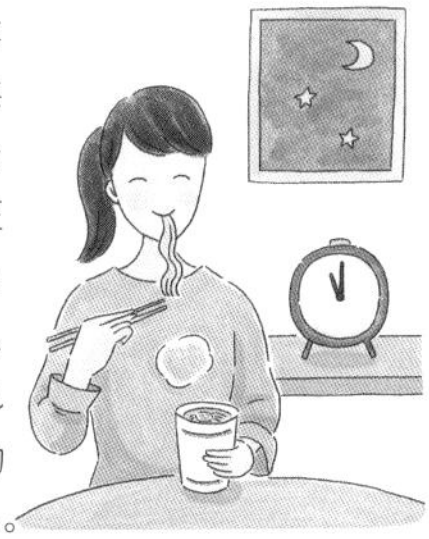

朝食を抜く、深夜に食事をする、食事の時間が毎日違うといった不規則な食生活は、体内時計を狂わせる。これでは睡眠と活動のバランスが乱れ、細胞呼吸もうまく行われないため、免疫細胞が働けず、免疫機能が下がる。

揚げ物、ファストフードをよく食べる

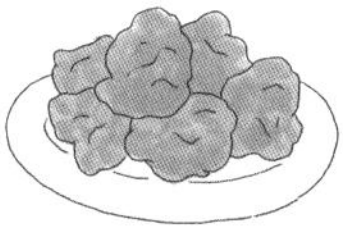

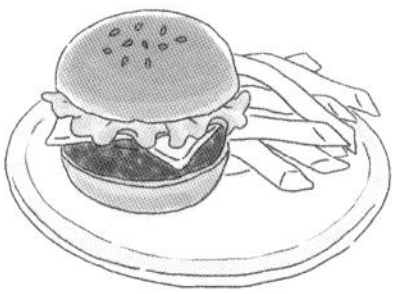

質の悪い脂質をとり入れていると、血液中の悪玉コレステロールが増え、血管が劣化する。また、添加物によって、体内に活性酸素を増やしてしまうことにもつながる。これらの常食は、免疫機能を低下させる原因。

甘いもの、スナック菓子がやめられない

糖質や質の悪い脂質が多く含まれているものは、食べすぎると細胞を劣化させる原因となる。また、間食をとると三度の食事がおろそかになりがちで、ビタミンやミネラルといった大事な栄養素が不足しやすい。代謝が低下し、肥満や生活習慣病を招く原因にもなる。

魚をほとんど食べない

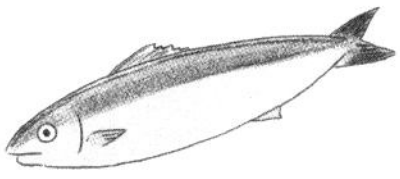

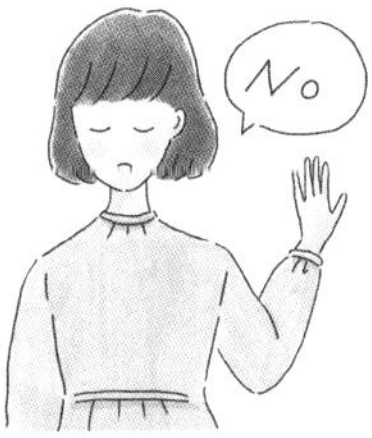

たんぱく質をとり入れることは重要だが、肉ばかり食べていると悪玉菌が増えて腸内環境が乱れる原因になる。魚は、その脂が血液をサラサラにして血管の若さを保つ働きがあるので、肉より魚をメインに食べるのがよい。

丼物、麺類が大好き

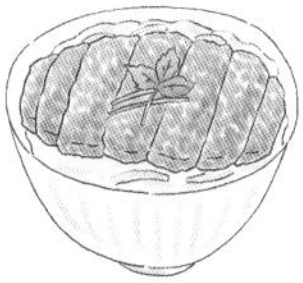

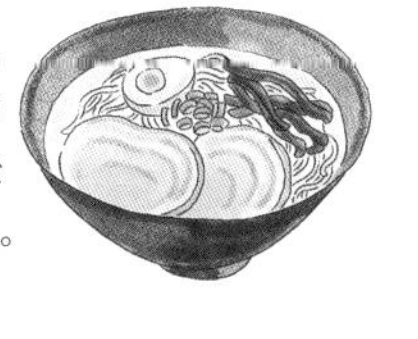

米や麺など炭水化物をとり入れすぎると、体内で余った糖質が細胞の糖化を引き起こし、組織を劣化させる。肌のシミやシワ、内臓機能の低下、血管の劣化など、さまざまな不調、病気の原因となり、免疫機能も低下する。

免疫細胞が元気に働くための食事

ではまず、食事が免疫細胞にどのような影響をもたらすのか、見ていきましょう。

そもそも口から入った食べ物は、消化管を進みながら消化されていき、体にとって必要なものは吸収され、不要なものは排出されます。このなかで注目したいのが、栄養素が吸収されて全身に行き渡る工程です。

さまざまな消化液によって分子レベルに分解された栄養素は、小腸の絨毛《じゅうもう》から吸収されます。すでに紹介した通り、小腸の絨毛一つひとつには毛細血管とリンパ管が通っているため、そこを通って、栄養素は肝臓へと送られます。そして肝臓で代謝され、再び血液によって全身に届けられることになります。

つまり重要なのは、食事からとり入れる栄養素は口に入って終わりではなく、最終的に毛細血管を介して全身の細胞へと配られ、栄養として使われることによって意味をなす、ということ。そして、栄養素の吸収においても毛細血管とリンパ管の存在は大きい、ということです。

食事そのものに栄養素が不足しないようにバランスよく食べ、また、毛細血管やリンパ管の流れをスムーズに保つことにも気を配ることによって、十分な栄養素が全身に届き、免疫細胞も元気に働けるのです。

栄養素と水分のほとんどは、小腸で吸収される

食べたものは、さまざまな消化器がそれぞれの役割を果たすことによって、消化・吸収されています。

食べ物が通る消化器（消化管）

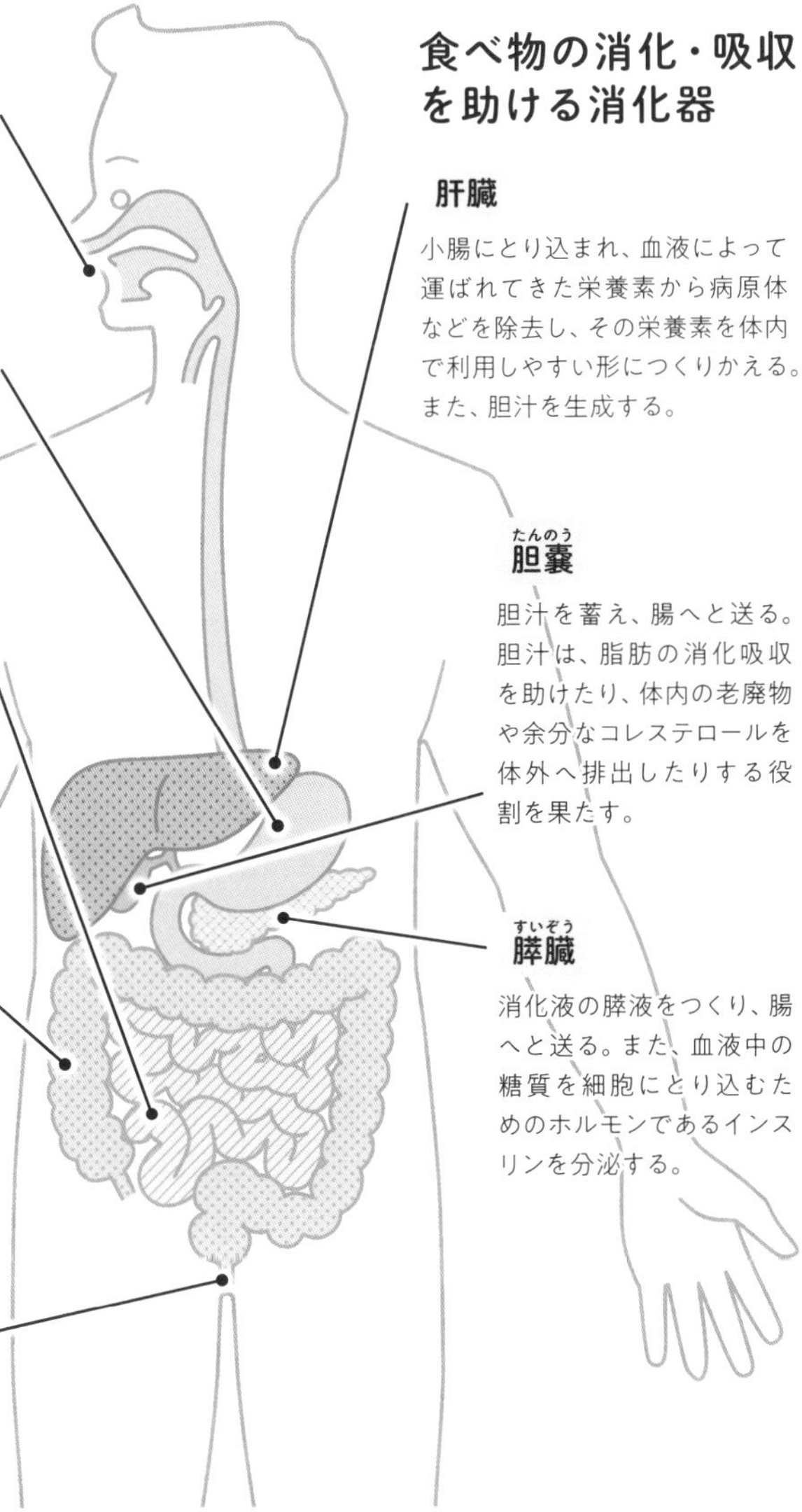

口

食べ物をかんで細かくするとともに、唾液《だえき》と混ぜることで消化や殺菌などを行う。

胃

食べたものを胃酸や胃液と混ぜ、さらにドロドロにして消化しやすい状態にする。

小腸

まずは十二指腸にて、膵臓や胆嚢、肝臓などから分泌される消化液と混ぜ合わせる。その後、栄養素は空腸・回腸で吸収し、腸壁の毛細血管を経由して肝臓に送る。残りは大腸へ。

大腸

液状になった消化物から水分を吸収するとともに、腸内細菌が消化物を発酵させて分解。ガスを発生、ビタミンKなどの栄養素を産生させる。

直腸、肛門

食べ物の残りかすである便が直腸に蓄えられると、便意が起こり、肛門を経て体外へと排出される。

食べ物の消化・吸収を助ける消化器

肝臓

小腸にとり込まれ、血液によって運ばれてきた栄養素から病原体などを除去し、その栄養素を体内で利用しやすい形につくりかえる。また、胆汁を生成する。

胆嚢《たんのう》

胆汁を蓄え、腸へと送る。胆汁は、脂肪の消化吸収を助けたり、体内の老廃物や余分なコレステロールを体外へ排出したりする役割を果たす。

膵臓《すいぞう》

消化液の膵液をつくり、腸へと送る。また、血液中の糖質を細胞にとり込むためのホルモンであるインスリンを分泌する。

栄養素をとり入れて 免疫機能が強化されるメカニズム

食べ物によって体内にとり入れられた栄養素は、
どのようにして免疫機能に役立てられるのでしょうか。

食べ物を食べる

口からとり入れられた食べ物は、食道を経て胃へ送られる。かんだり、消化液と混ぜられたりすることで、ドロドロの消化しやすい状態になる。

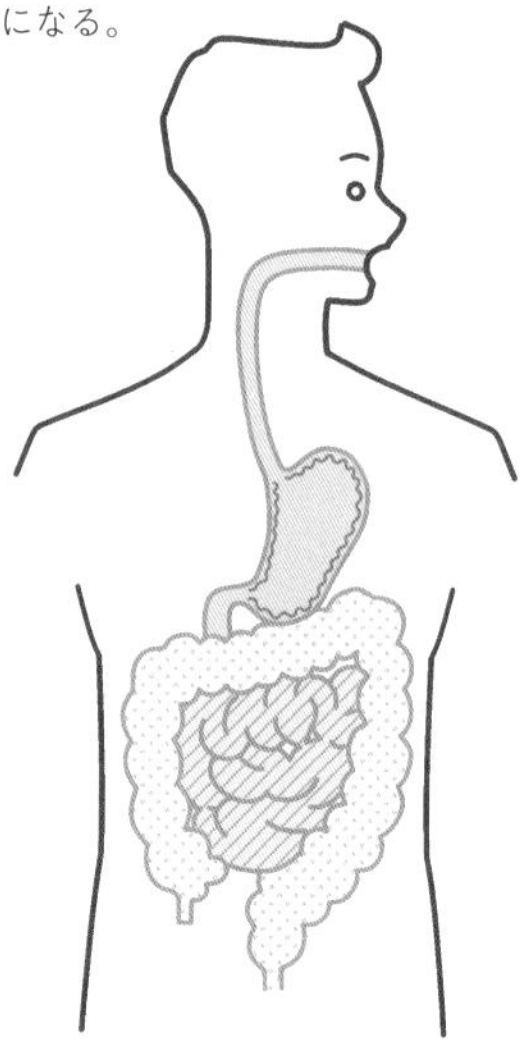

ブドウ糖、アミノ酸などに分解される

小腸ではさまざまな消化液と混ぜ合わされ、分子レベルの状態にまで分解される。

炭水化物　たんぱく質　脂肪

ブドウ糖

炭水化物は、まず唾《だ》液《えき》によって分解される。さらに小腸でも数種類の消化液によって分解され、最終的にブドウ糖になる。

アミノ酸

たんぱく質は、胃と小腸にて数種類の消化液と混ざり合うことで、最終的にアミノ酸になる。

グリセリン、脂肪酸

脂肪は、小腸まで来て初めて分解される。数種類の消化液によって、グリセリンと脂肪酸に分かれる。

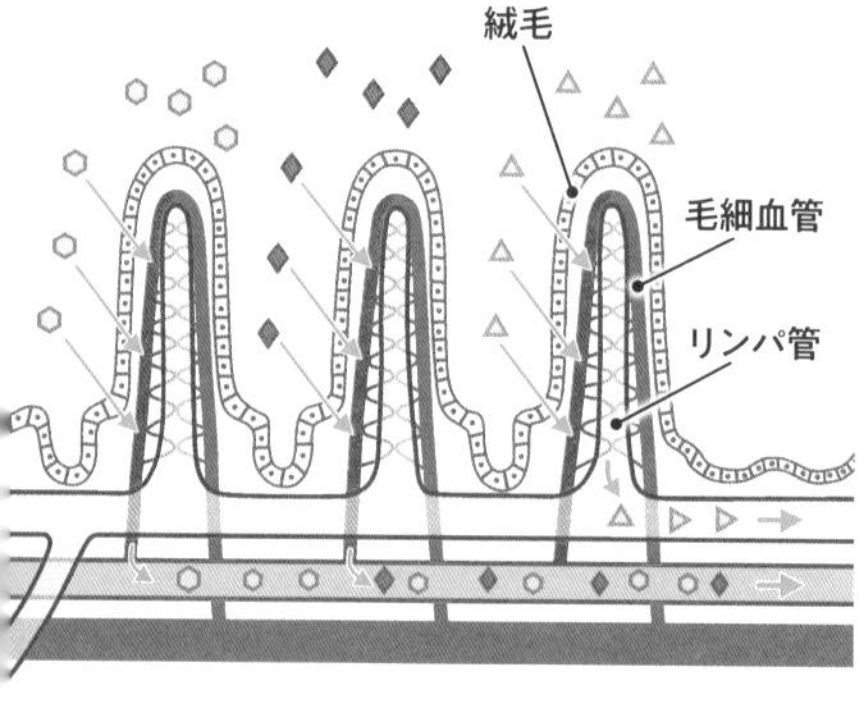

小腸で吸収、毛細血管とリンパ管を通り肝臓へ

分子レベルにまで分解された各栄養素が、小腸の壁にある絨毛《じゅうもう》から吸収される。絨毛内には毛細血管とリンパ管があるためそこを通り、そして門脈《もんみゃく》という太い血管を通って、肝臓へと栄養素が届けられる。

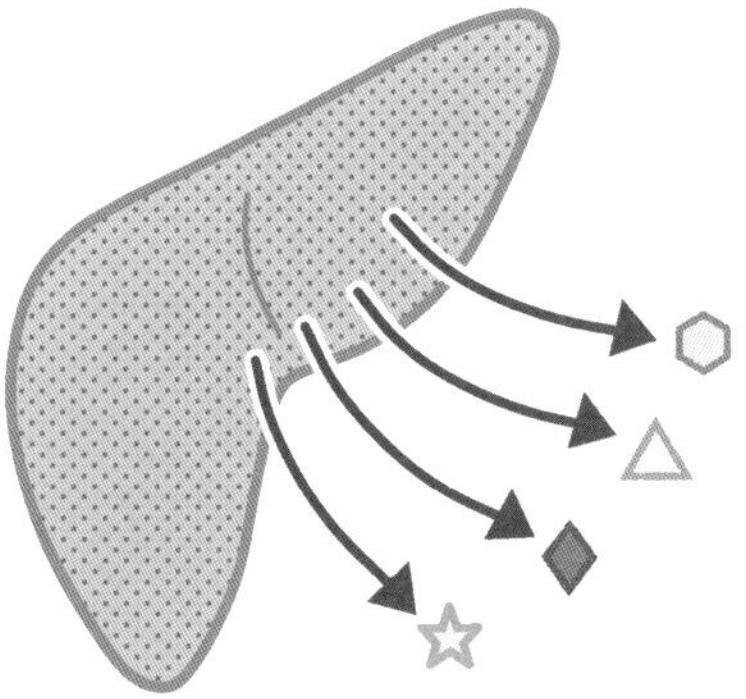

4 肝臓で代謝が行われ、全身へ送られる

ブドウ糖はグリコーゲンとして貯蔵され、必要に応じて再びブドウ糖となる。アミノ酸はアルブミンなどに、グリセリンと脂肪酸はコレステロールなどにそれぞれ合成される。こうした栄養素が再び血液中に入り、全身へ送られる。

5 細胞内のミトコンドリアがATPをつくる

血液を通して栄養素と酸素が細胞に届けられると、それらを材料にしてミトコンドリアがATP（アデノシン三リン酸）を産生する。

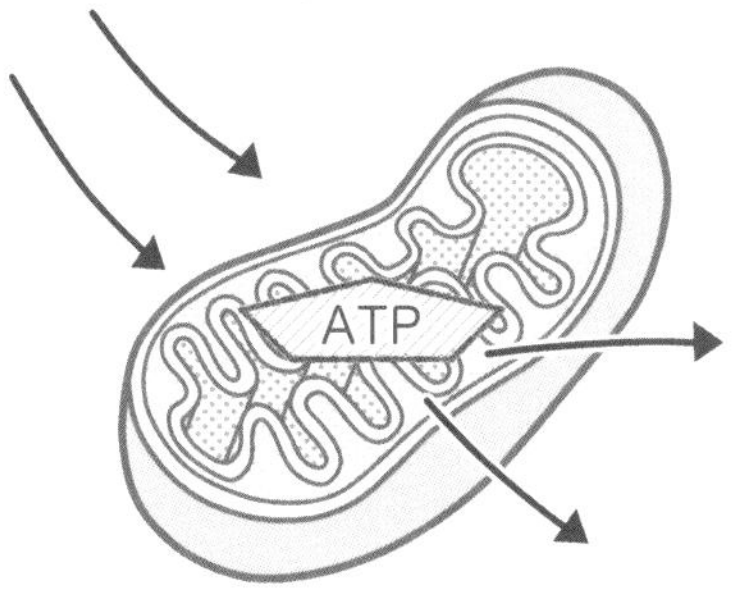

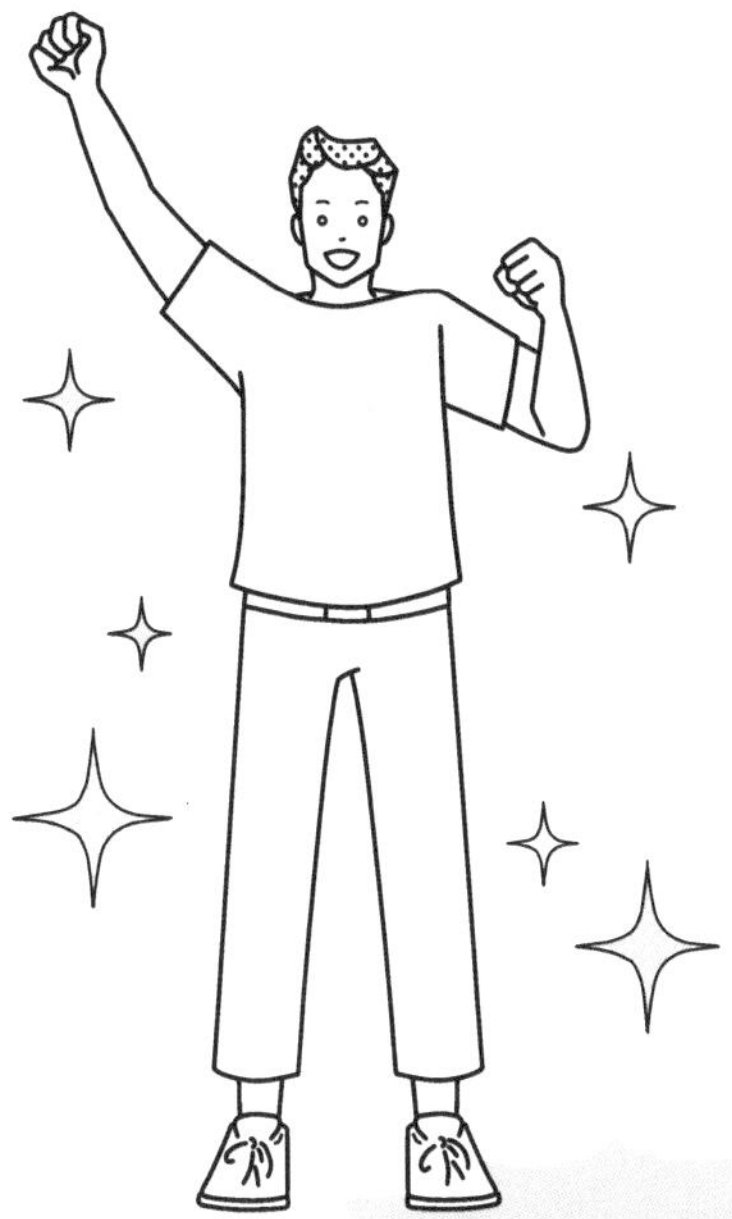

6 細胞呼吸が活性化する

生体エネルギーであるATPを絶えずつくり出しては、生命活動に利用。また、代謝によって産生された二酸化炭素や老廃物を血液中に送り、内部環境（細胞まわりの環境）をきれいにする。

7 細胞が元気になる

細胞にエネルギーが補充され、また、内部環境が整うことで、健康な細胞となる。

免疫機能がアップ！

腸内環境を良好に保つことの重要性

　ここまで見てきたように、腸は、体内に栄養素をとり入れるための重要な臓器です。そして、細胞呼吸の活性化にも関わるうえ、体内にあるリンパ組織の約7割が腸に集まっていることからも、免疫機能にとって重要な存在であることがわかると思います。

　こうした腸の機能は、さまざまな腸内細菌の協力関係によって成り立っていることを忘れてはなりません。腸には、５００種類以上、１００兆個ともいわれる細菌が棲息し、それぞれが、腸内に送られてきた食べ物を分解する、病原体を排除する、ビタミンやホルモンを合成するといった役割を果たし、健康維持に欠かせない働きをしています。

　腸内細菌は、大きくは善玉菌、悪玉菌、日和《ひより》見《み》菌の3種類に分けられます。これらが2：1：7の比率で存在しているのが、最も理想的です。もし悪玉菌の比率が高くなると、腸内で消化物が腐敗し、毒のあるガスが発生して血液中に入り、細胞の機能低下をもたらします。こうして便秘や肌荒れなどを引き起こすほか、免疫にも悪影響が及ぶことになります。

　善玉菌のほうが多ければ、食べ物の消化吸収がスムーズに行われ、左ページにあげたようなメリットも得られるのです。

良質な腸内細菌を
増やすことによるメリット

腸内の善玉菌を多くして腸内環境を整えると、以下のように
さまざまなうれしい効果が表れます。

免疫機能が強化される

腸管内で働く免疫細胞がスムーズに活動できるようになり、免疫機能がアップする。また、体にとって必要な栄養素が腸から十分にとり込まれるようにもなるため、全身の細胞が元気になり、あらゆる臓器が本来の役割を果たすことができるようになる。こうして健康状態がよくなり、総合的に免疫機能も強くなる。

アレルギー症状が軽減される

体にとって無害なはずの食べ物や花粉などを異物と認識してしまい、免疫機能が過剰に反応するのが、アレルギー。腸内環境が乱れていると免疫機能が低下し、こうした誤った防御反応をしてしまうとされる。最近の研究では、腸内細菌の働きによって、異常な反応が抑えられるということが明らかになっている。

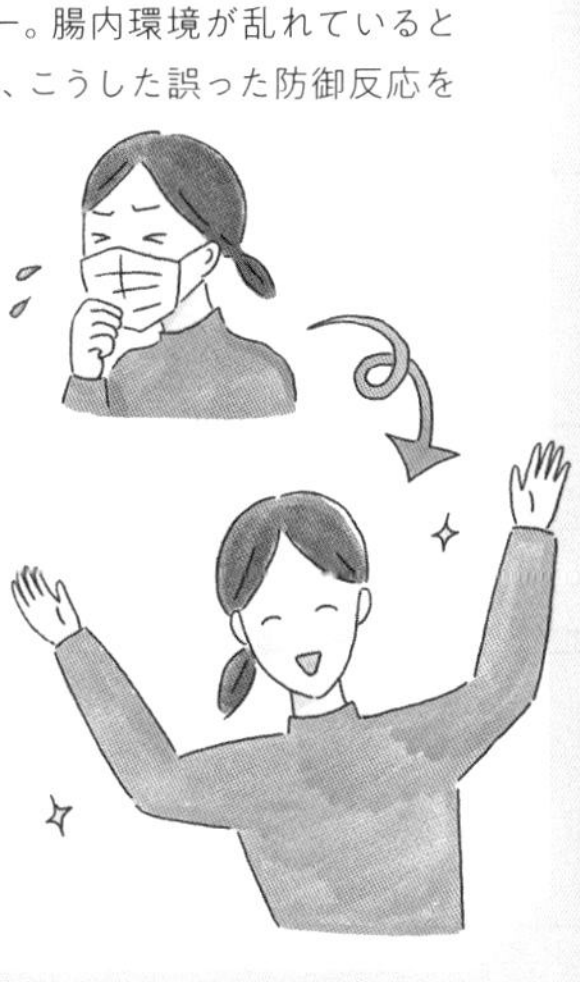

心がイキイキと健康になる

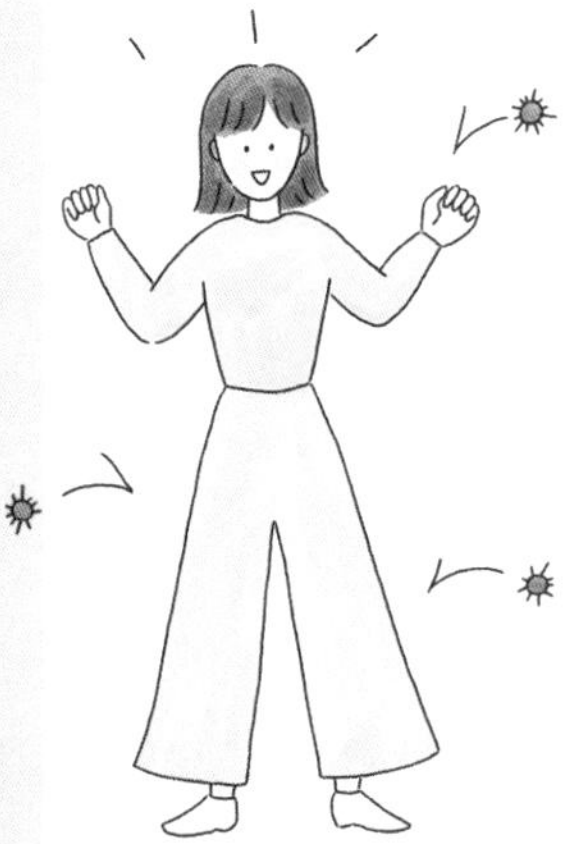

腸は、脳と互いの神経ネットワークでつながる脳腸相関の関係にある。そのため、腸内環境が良好であれば、自律神経もバランスよく働き、体はもちろんのこと精神的にも穏やか、かつポジティブでいられるようになる。すると、さらに腸は健やかに働くことができるという、よい循環が生まれる。

代謝が上がり、やせやすくなる

必要な栄養素が全身の細胞に行き渡るので、それがエネルギーとして使われたり排出されたりする細胞代謝が活発に行われる。これにより、活動量が増えてやせやすい体質になる。また、腸内環境の改善のために食物繊維を積極的にとり入れると、余分なコレステロールが体外に排出されるため、体に脂肪をため込むことも少なくなる。

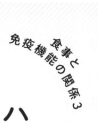

ハッピーホルモンも、腸内環境次第で増やせる

ハッピーホルモンと呼ばれるセロトニンについては、交感神経を鎮める作用があるとして、すでに紹介しています。

ところが実は、体内でつくられるセロトニンの約90％は腸でつくられ、腸で働いています。その役割は、消化酵素を分泌させたり、腸の蠕動《ぜんどう》運動を促したりする、消化活動のサポートです。つまり、セロトニンの大部分が、精神の安定や免疫機能の維持に直接は関係していないのです。

交感神経を鎮める作用を持っているのは、脳でつくられるセロトニンで、体内でつくられるセロトニンの約２％にあたります。とはいえ、これにも腸内環境が大きく関わっています。

脳でセロトニンをつくるには原料となるトリプトファンが必要ですが、これを準備するのは腸内細菌なのです。腸内細菌は、大豆製品や魚、肉などのたんぱく質を分解することでトリプトファンをつくります。また、セロトニンの合成をサポートするビタミン類もつくり出します。

腸内環境を整えることにはさまざまなメリットがありますが、ハッピーホルモンを増やすことにもよいのです。腸内細菌が活発に働けるよう、ベストな腸内環境を維持しましょう。

腸内環境とセロトニンの関係

気持ちを落ち着かせるホルモンであるセロトニンの合成には、
以下のように腸内環境が深く関わっているのです。

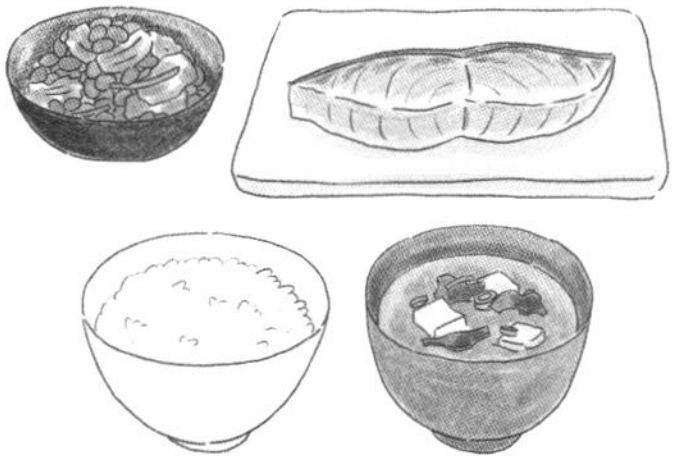

セロトニンの生成につながる食材をとり入れる

セロトニンの原料となるトリプトファンは、大豆製品や魚、肉などのたんぱく質を腸内細菌が分解することでつくられる。その腸内細菌が働くには、腸内環境をよくする発酵食品などを積極的にとり入れるとよい。

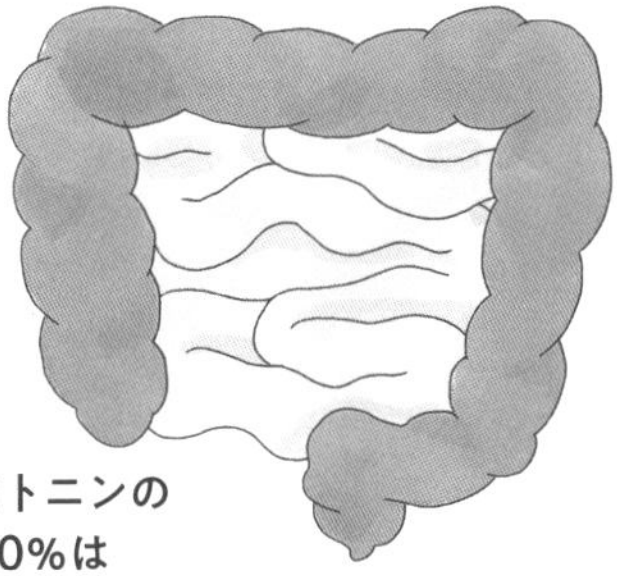

セロトニンの
約90%は
腸でつくられる

脳がセロトニンをつくるには、腸内細菌の働きが必須

たんぱく質を分解する役割に加え、セロトニンの合成を助けるビタミン類をつくる役割も、腸内環境が担っている。なお、腸内でつくられるセロトニンは、消化酵素の分泌、排便の促進といった消化活動に関わる。

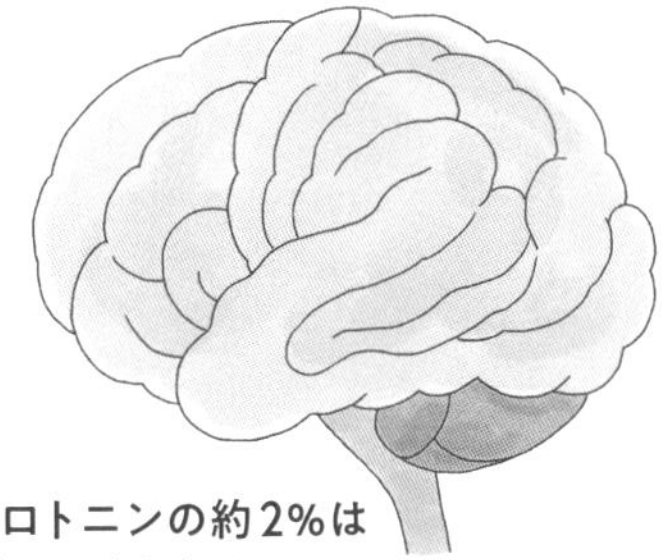

セロトニンの約2%は
脳でつくられる

腸から送られた原料で、脳でセロトニンがつくられる

腸から脳に送られるトリプトファンが、セロトニンの材料となる。脳内でもセロトニンがつくられるとはいえ、それには腸内細菌がなくてはならないということ。脳で働くセロトニンが、精神を安定させる役割を担う。

落ち着いた気持ちでいられる

食事と免疫機能の関係4

腸内環境を整えるには、3食を規則正しく食べる

ではここで、理想的な腸内環境とはどのような状態なのかを確認しておきましょう。

まず、おなかが張ったり、便秘や下痢をしたりしていないことが大前提です。そして、すでに紹介した通り、腸内細菌が理想的なバランスで存在していることです。生活習慣や食事、精神状態によって、腸内細菌のバランスは常に変わりますが、できるだけ理想の比率を保ちたいものです。それができていれば腸内環境は良好で、毎日の「お通じ」で黄褐色でバナナのような形をしたものがスルリと出てくるはずです。においはきつくありません。

このようなお通じを毎日維持する、つまり腸内環境を整えるためのポイントの一つが、食事のタイミングです。できるだけ、3食を毎日決まった時間に食べるようにしましょう。加えて、朝食は起きてから1時間以内にとり、夕食は眠る3時間前までに済ませるのがベストです。なお、これによってできる空腹の時間にもメリットがあります。適度な空腹時には成長ホルモンが分泌されるため、体の新陳代謝が高まるのです。

さらに、食事の内容、量、食べ方などにもポイントがあります。詳しくは、P136から解説していきます。

食事は時間を決めて、規則正しく

腸内環境を良好に保つためには、毎日の食事の積み重ねが大切。
腸によい食習慣について見ていきましょう。

朝 7時

朝食は、起床後1時間以内に済ませて。食欲がなくても、バナナなど簡単なものを口にする習慣をつけるようにしたい。そうして毎日決まった時間に食べることで、やがてこのタイミングでおなかがすくようになる。なお、起床後にコップ1杯の水を飲んで腸を刺激するのもよい。

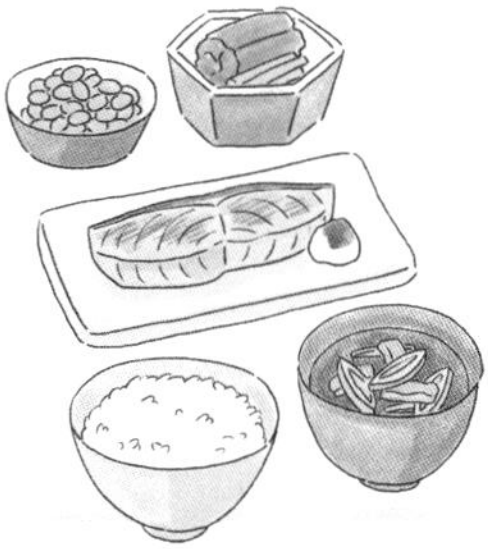

成長ホルモンが分泌

memo

サーカディアンリズムを整える

生物は、太陽の動きに合わせた約24時間のリズムで動いている。これをサーカディアンリズムという。人間の場合、このリズムは24時間よりやや長いが、起床や食事などの時間を一定にすることで、日々リセットできる。

昼 12時

朝食をとったことで、正午ごろには自然に空腹を感じるようになる。できれば、12～13時に昼食をとりたい。たんぱく質、糖質、脂質などをバランスよくとり入れられるメニューで、午後の活動に備えて。よくかむと、消化器の負担を減らすとともに血糖値の急上昇を抑えられる。

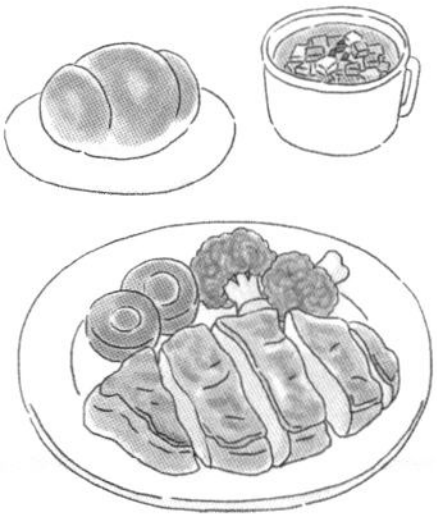

成長ホルモンが分泌

memo

時間が遅くなってしまったら

空腹になりすぎると、ストレスホルモンが分泌されるなどして、体にとってマイナスに働く。そうならないよう、チョコレートやナッツを口にしておくとよい。午後遅くに昼食をとるなら、夕食に差し支えないよう、量を控えめに。

夜 19時

夕食は18～19時に。それが無理でも21時までには済ませて。体内時計が正しく働いていれば、抗ストレスホルモンのコルチゾールが睡眠中に脂肪を分解するため寝ながらにしてダイエットが可能。21時以降に食べると、糖質を脂質に換える物質のビーマル1《ワン》が増えて太りやすくなる。

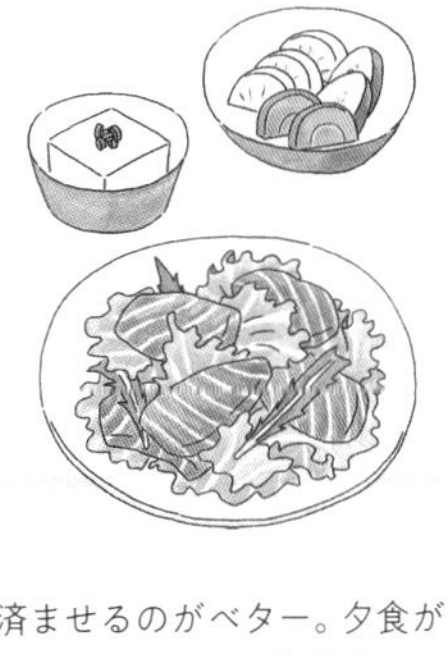

memo

21時を過ぎてしまったら

脂質の低い鶏肉や野菜が中心の、軽めのもので済ませるのがベター。夕食が遅くなると予想できる場合には、おにぎりなどを用意しておいて主食だけは早い時間に食べ、遅い時間には消化のよいものだけを食べる分食にして。

おすすめ食事法 1

地中海料理×和食で、免疫細胞を元気に

近年、血管を元気にしたり免疫機能をアップさせたりできるとして注目されているのが、和食に地中海料理を組み合わせた食事法です。

和食はそもそも、未精製の穀類、魚、野菜や海藻などを盛り込んだもので、抗酸化作用のあるＤＨＡ、腸内環境を整える食物繊維といった栄養素をしっかりとることができます。

一方、地中海料理は、食材のラインアップとしては、未精製の穀類、魚介類、野菜や果物、ナッツ類などが中心で、オリーブ油を使うことも特徴です。

ギリシャなど、地中海地方の人々は、日本人が摂取するよりもはるかに多い脂肪を摂取していますが、心臓や血管の疾患、糖尿病やがんなどの発症率は低めです。これは、地中海料理の食材のなかでも、抗酸化力の高いオリーブ油の効果によるものと考えられます。

そんな地中海料理のメリットをとり入れるべく、元来の和食にオリーブ油を応用的にプラスし、現代の日本のスタイルに合った食事法が編み出されたのです。左ページに表したような、食材とそれを食べる頻度を踏まえた食事は、血管にとっても、腸にとってもうれしいもので、免疫細胞が元気になり、健康維持につながります。

地中海料理×和食

食材を下図のようなバランスで食べることで、
血管の若さを維持できるほか、腸や免疫細胞を元気にできると考えられます。

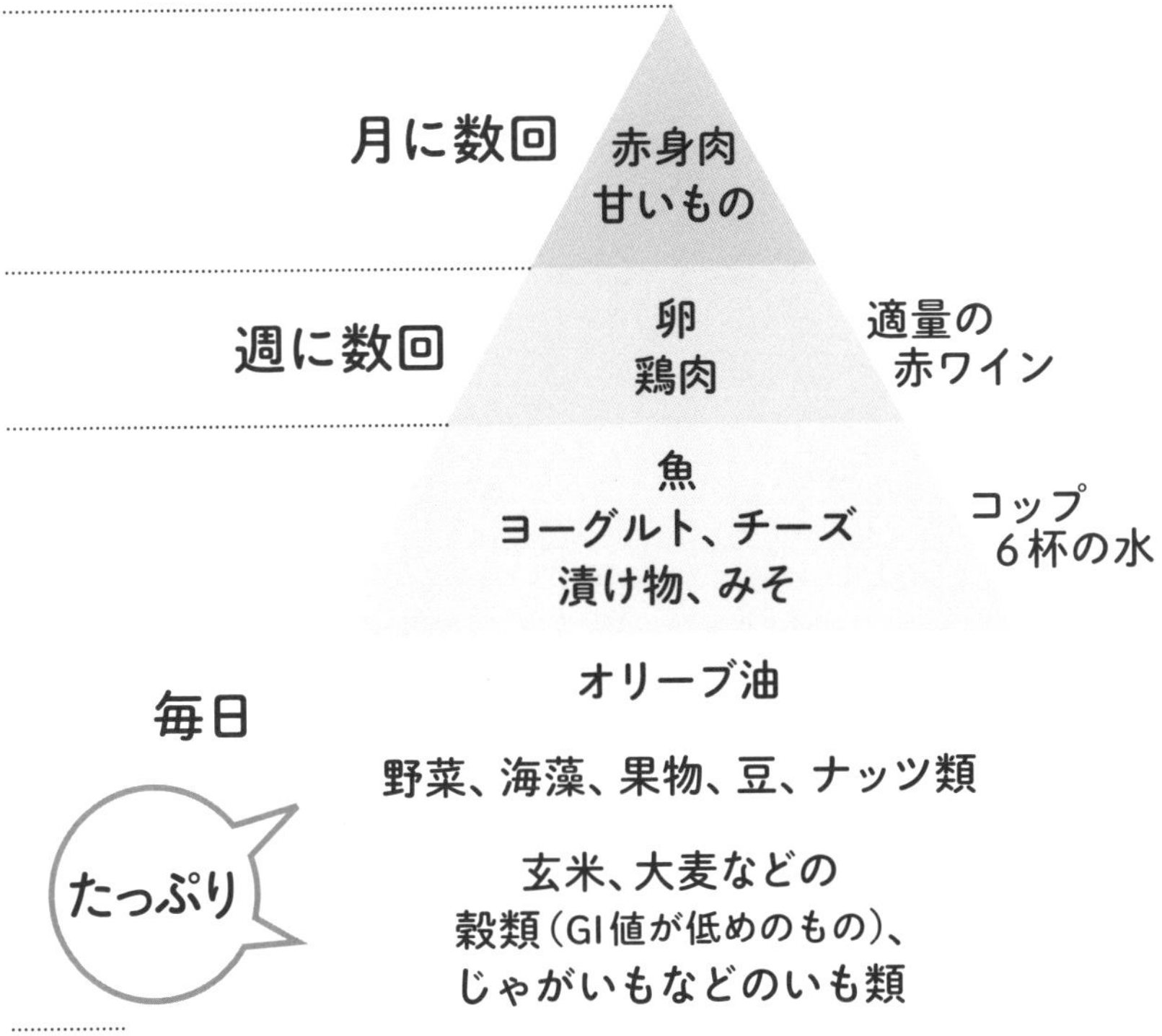

何をどれくらい食べるのが適切かを知る

ピラミッドの上にいくほど、食べる頻度や量を減らしていく。下にある食材は毎日たくさん食べたいが、穀類に関しては、玄米や雑穀、胚芽パンなど、精製率が低めのものがよい。そのほか、それぞれの食材についてのポイントはP138から詳しく紹介。

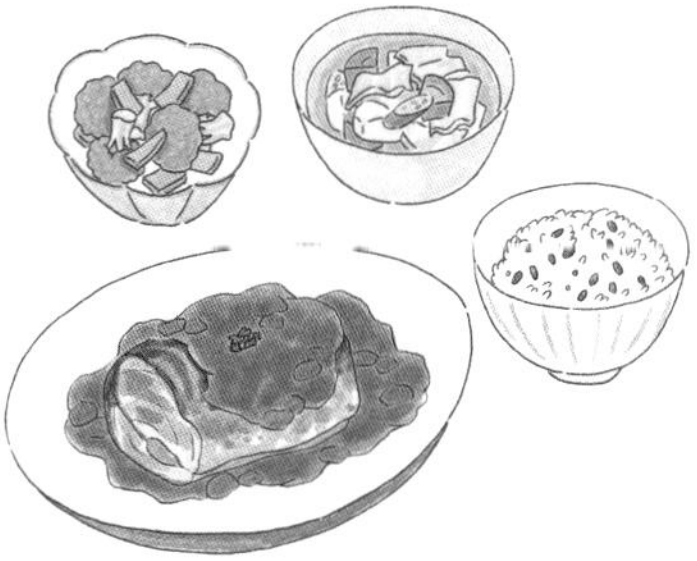

腸を元気にする食材を食べると、免疫細胞が元気になる！

おすすめ食事法2

野菜・海藻・果物などの食物繊維をたくさんとる

昔は、食物繊維は栄養分を含まない「残りかす」のように扱われていました。ところが、腸内環境についてさまざまなことが明らかになるにつれ、見方が１８０度転換。炭水化物、脂質、たんぱく質、ビタミン、ミネラルに続く、「第六の栄養素」として重要視されるようになったのです。

食物繊維には、血液中の中性脂肪を減らして血糖値の上昇を抑える、血管の炎症を抑えて動脈硬化を防ぐ、便通を改善するなどの働きがあります。例えば、海藻類に含まれる水溶性食物繊維のフコイダンなどは、腸の中でゲル状になって糖質や脂質を包み込み、体外に排出します。大豆や玄米、野菜類などの不溶性食物繊維であるセルロースは、腸の中で便をかさ増しさせて排便を促します。なお、アボカドやきのこ類など、水溶性と不溶性両方の食物繊維を含む食材も多くあります。

実際、食物繊維が豊富な食材を普段からとっている人は、心臓病や脳卒中にかかりにくいといわれ、長生きする傾向にあります。食物繊維は、私たちの健康に欠かせない存在です。これを含む食材を、なるべく積極的に食べてほしいと思っています。

食物繊維の多い食材

水溶性と不溶性のバランスを意識することがポイント。
食物繊維は毎日たっぷりとり入れて、腸を健康に。

2種類をこのバランスで とることが大切！

水溶性食物繊維　2：1　不溶性食物繊維

アボカド、キウイフルーツなどの果物

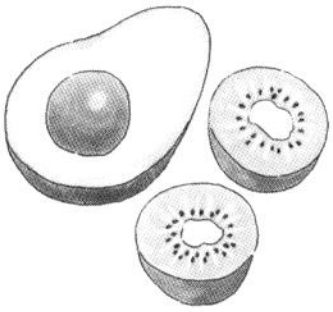

果物のなかでも水溶性食物繊維が多いのがこれら。アボカドはオレイン酸、キウイはビタミンC補給にも◎。

大豆、おから

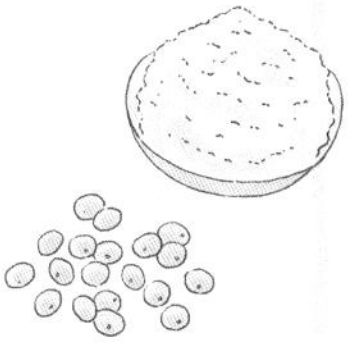

大豆には不溶性食物繊維が豊富。さらに、おからはたんぱく質やカルシウムなどの栄養素も多く含む。

納豆

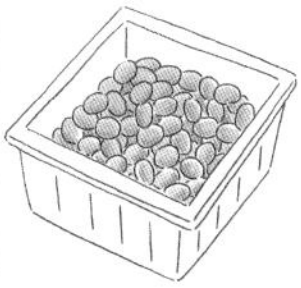

ネバネバの成分が水溶性。大豆自体は不溶性なので、納豆は2種類の食物繊維をとることができる。

さつまいもなどのいも類

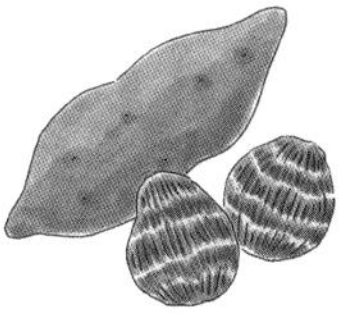

さつまいものほか、里いもも不溶性食物繊維の含有量が高め。GI値を考慮し、食べすぎに注意して。

オクラ、モロヘイヤ、ごぼうなどの野菜

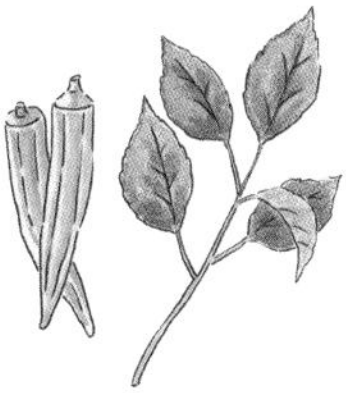

ネバネバした野菜には水溶性食物繊維が豊富。血糖値の上昇抑制、コレステロール排出などの働きがある。

きのこ類

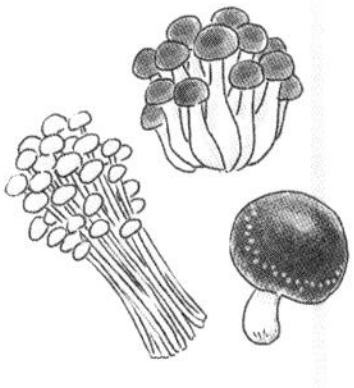

しめじ、えのきだけのほか、種類豊富に食べたい。特に不溶性食物繊維が豊富なのは干ししいたけなど。

海藻

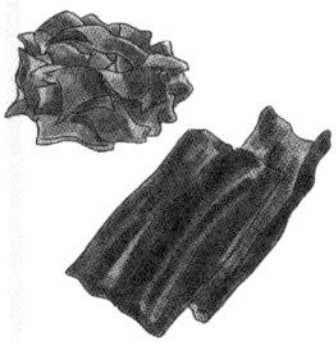

わかめ、昆布なども、ネバネバの成分に水溶性食物繊維を含んでいる。便通をスムーズにするのによい。

玄米

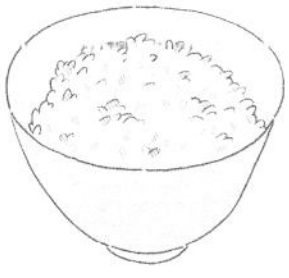

不溶性食物繊維だけでなく、たんぱく質やビタミン、ミネラルも多く含み、GI値は白米より低い。

memo

「難消化性でんぷん」とは

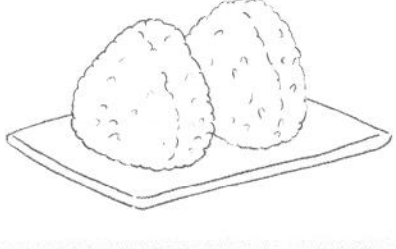

小腸で吸収されずに大腸まで届き、腸内環境をよくしたり、腸の蠕動《ぜんどう》運動を促したりする働きがある成分。米や麦、いも類などの糖質に含まれるため、こうした主食を糖質だからといって完全に排除する必要はない。

おすすめ食事法3

発酵食品をとり入れて、腸をピカピカに

発酵食品とは、さまざまな原料を微生物の活動によって発酵させたものです。例えばみそは、大豆にコウジカビ（麹菌）を加えてつくられます。大豆のたんぱく質が分解されてアミノ酸が合成されることにより、独特のうまみが生まれます。そのほか、納豆、漬け物、ヨーグルト、チーズなど、発酵食品は私たちの身近にたくさんあります。古来、人間は微生物の力を借りて、食材をおいしく、栄養豊かに食べてきたのです。

そんな発酵食品には生きた菌がたくさん含まれているため、これをとり入れることで、腸の中で善玉菌の働きを助けるなど、腸内環境を整えるのに貢献してくれます。消化の過程で死滅してしまう種類も多いですが、死んだ菌であっても善玉菌のえさになったり、有害物質を吸着させて排出したりと、大切な役割を果たします。

こうした菌の違いなどによって、発酵食品は、大きくは植物性と動物性に分けられます。それでも、食品によって含まれる菌の働きはそれぞれ少しずつ異なるため、できるだけ多くの種類をとり入れることを心がけたいものです。腸内細菌に多様性を持たせ、腸内環境をよりよいものにしていきましょう。

腸内細菌のバランスを整える発酵食品

植物性と動物性、それぞれの代表的な発酵食品がこちら。
さまざまな食品から多種多様な菌をとり入れましょう。

植物性の発酵食品

日本でも古来さまざまにつくられてきた。植物性としては、大豆や米を発酵させたものが主流になっている。

豆みそ、納豆

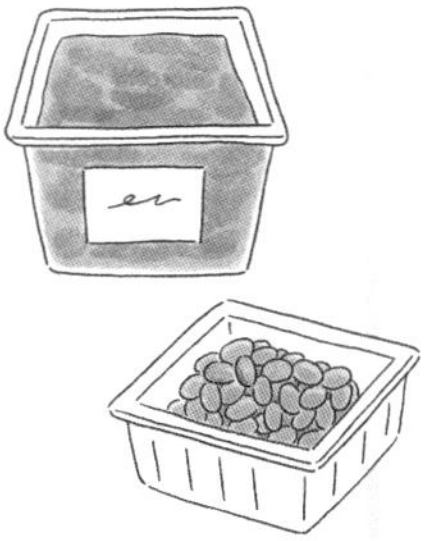

大豆を発酵させたもの。アミノ酸、ビタミン、抗酸化物質などが豊富。血圧を整えるほか、抗酸化作用、コレステロールの吸収抑制などの働きが高い。

キムチ、漬け物

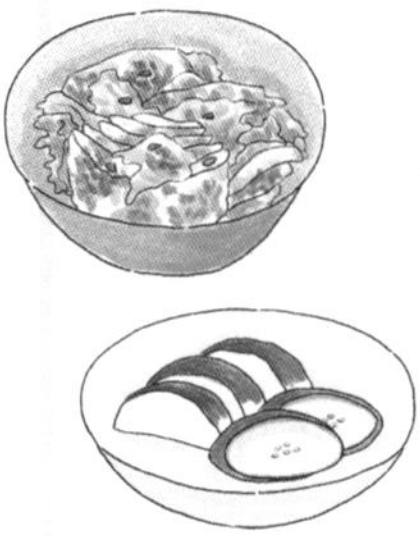

多くは乳酸菌の発酵によるもの。腸内の善玉菌を助けたり増やしたりする効果が期待できる。キムチには、魚介類を用いた動物性の発酵食品も入っている。

塩麹、甘酒

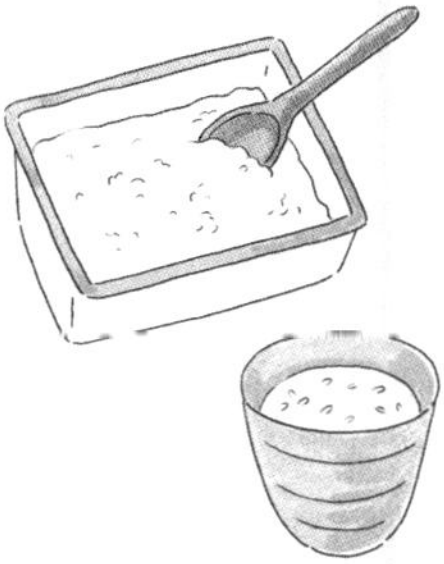

米麹を利用してつくられる。米のでんぷんやたんぱく質からアミノ酸が生まれ、甘味やうまみが増す。ビタミンB群が豊富で、腸内細菌の大好物であるオリゴ糖も含む。

動物性の発酵食品

身近なものとしてよく知られているのはチーズやヨーグルトだが、アンチョビや魚醤なども動物性に含まれる。

ヨーグルト

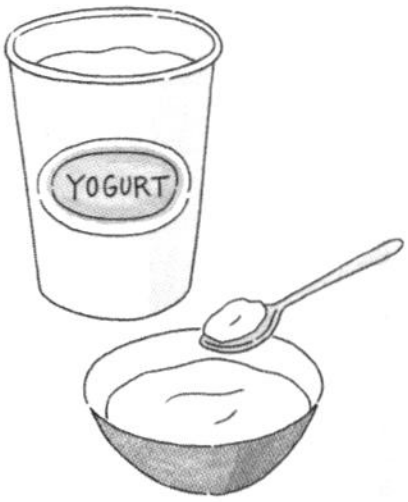

牛やヤギなどの乳を、乳酸菌によって発酵させたもの。用いられる乳酸菌は商品によってさまざまで、それにより性質や働きが少しずつ異なる。

チーズ

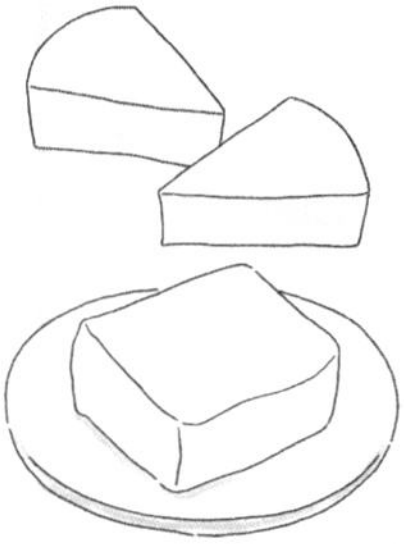

牛やヤギなどの乳を、乳酸菌によって発酵させたもの。ほかにカビを用いたものもある。加熱したものよりは、生のナチュラルチーズのほうが乳酸菌は多い。

memo

ワイン、しょうゆ、かつお節も発酵食品

ワインのほか、日本酒などの醸造酒は、原料のぶどうや米を発酵させたもの。しょうゆは、大豆などを発酵させてつくられる。そしてかつお節も、カビをつけて発酵させるタイプであれば発酵食品に分類される。このように、私たちの食生活のなかには発酵食品が数多くあり、それだけ菌の力を借りているといえる。

おすすめ食事法4

脂質は質のよいものをとり入れて、血流をアップ

減量を目指すダイエットが流行する現代では、カロリーの高い脂質は悪者にされがちです。しかし、脂質にはホルモンや細胞壁の材料になるなど重要な役割があるため、健康や免疫機能を維持するには欠かせない栄養素だということを忘れてはいけません。

とはいえ、脂質にも種類があります。例えば、オメガ3系脂肪酸を含むアマニ油や青背魚は、血液をサラサラにするので積極的にとり入れたい脂質。オメガ6系脂肪酸のサラダ油、オメガ9系脂肪酸のオリーブ油などは、健康作用はあるものの、一般的に過剰摂取しやすいので量に注意する必要がある脂質です。

また、左ページにはあげていませんが、マーガリンやショートニングなど、不飽和脂肪酸のなかのトランス脂肪酸に分類される脂質は、なるべく避けましょう。これは、植物性の油を原料に人工的につくられるもので、悪玉コレステロールを増やし善玉コレステロールを減らす作用があるとされます。日常的に口にしていると、血管が関係する疾患のリスクが高まります。

大切なのは、質のよい脂質と質の悪い脂質について知り、質のよい脂質を過剰摂取にならないように注意しながらとり入れていくことです。

脂質の種類と選び方

脂質には、質のよいものと悪いものがあります。
できるだけ質のよい脂質を選んでとり入れていきましょう。

不飽和脂肪酸

植物油や、魚の脂。常温において液体なのが特徴。脂肪酸の種類により、オメガ3系、オメガ6系、オメガ9系などに細分化される。

飽和脂肪酸

バター、肉の脂といった動物性の脂肪。常温において固体なのが特徴。とりすぎると、肥満の原因になるほか、血管を劣化させることにもなる。

- バター
- ラード（豚脂）
- ヘット（牛脂）

常温で固体

多価不飽和脂肪酸

一価不飽和脂肪酸

オメガ3系脂肪酸

- アマニ油
- 青背魚

血液をサラサラにしたり、血流をよくしたりと、血管の若さを保つためによいとされる油。青背魚には、DHAやEPAとして含まれている。

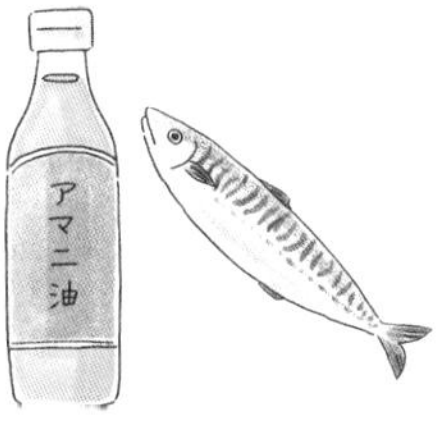

オメガ6系脂肪酸

- サラダ油

適量であれば血中コレステロールを低下させるが、加工食品や外食などに多く使われているので、過剰摂取しがち。なるべく避けたい油。

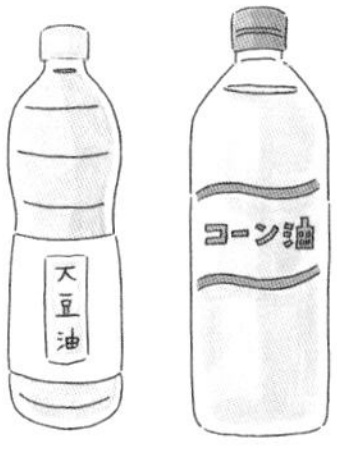

オメガ9系脂肪酸

- オリーブ油

オメガ6系脂肪酸と比べればとり入れたほうがいいが、適量を守るように注意。オリーブ油は、エキストラバージンを生で利用するのがおすすめ。

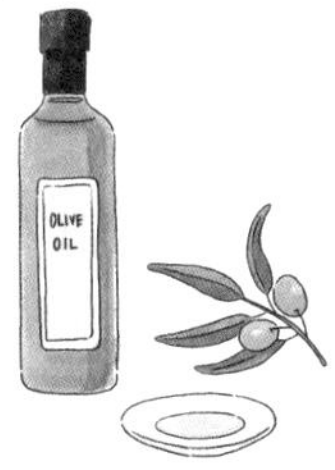

memo

加熱NGな油いろいろ

アマニ油のほか、シソ油、エゴマ油などオメガ3系脂肪酸で抗酸化物質が含まれている油は、加熱すると酸化し、せっかくの抗酸化作用が役に立たなくなってしまう。生のままサラダなどにかけるなどして利用し、保存は遮光し冷暗所で。

おすすめ食事法5

糖質のとりすぎと質に注意。たんぱく質は欠かさない

糖質オフダイエットの登場により、糖質は体にとってあまりよくないという知識が広まってきました。確かに、糖質の高い食事によって高血糖の状態が続くと、毛細血管がダメージを受けて免疫機能にも影響が及びます。また、ホルモンのインスリンが血糖値を下げるために働くものの、その力は加齢に伴い衰えるため、やはり糖質には注意が必要です。

とはいえ、糖質を完全に断つのもよくありません。糖質をエネルギーとする脳や、糖質を分解してエネルギーをつくり出す肝臓などにとって、大きな負担となるためです。

そこで、糖質のなかでも血糖値を上げる速度が遅いもの、つまり低ＧＩ値のものを選んで食べることがポイントになります。ＧＩ値は精製されたものほど高くなるため、白砂糖よりは黒砂糖、白米よりは玄米というように、なるべく茶色い糖質をとるのがよいでしょう。

また、たんぱく質をしっかりとることも忘れてはいけません。たんぱく質は、細胞の材料となり、免疫機能のアップにも欠かせない栄養素です。Ｐ１３７の配分を基本としたうえで、さまざまな食材をバランスよく食べましょう。

主食はGI値の低いものを選ぶこと

食べたときに、なるべく血糖値を急上昇させないことがポイント。
どんな食材があるのか見てみましょう。

高

GI値

低

高GI食品…
GI値70以上

フランスパン **93**
食パン **91**
白米 **88**
うどん **80**
もち米 **80**
赤飯 **77**
ベーグル **75**
コーンフレーク **75**

中GI食品…
GI値56〜69

スパゲッティ **65**
そば **59**
ライ麦パン **58**

低GI食品…
GI値55以下

玄米 **55**
五穀米 **55**
発芽玄米 **54**
全粒粉パン **50**
全粒粉パスタ **50**
中華麺 **50**
黒米 **50**
赤米 **49**
オールブラン **45**
春雨 **32**

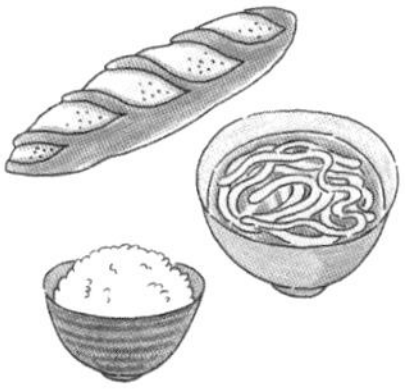

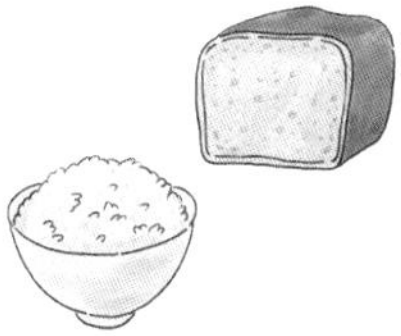

精製度に注目して

穀物などは精製度が高いほど、小腸からの糖分の吸収が速く血糖値を上げやすい。全粒粉パン、玄米といった精製度が低いものは、消化に時間がかかるため、GI値も低い。

たんぱく質は免疫細胞づくりに必須

体の材料となるたんぱく質は、免疫機能アップにも欠かせません。
毎日、不足しないようにとり入れましょう。

食材はバランスよく

魚、肉、豆類、卵、乳製品などを、地中海料理×和食（→P137）のバランスで食べるのが大切。量は、1食あたり100g程度が適量とされる。目安は「手のひら1枚分」ほど。

魚、肉

体内にとり入れやすい、効率のよいたんぱく源。肉は、脂質が低めの部位を積極的に選ぶのがよい。

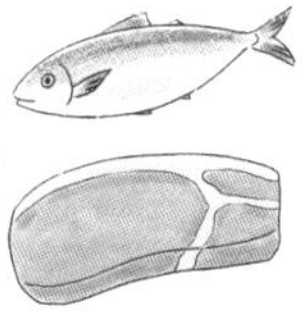

大豆製品

必須アミノ酸をバランスよく含む、良質なたんぱく源。食物繊維もとれ、消化によいなどの利点もある。

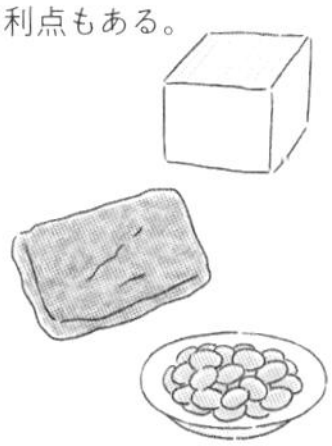

卵、乳製品

卵は必須栄養素をほぼすべて含む完全食品。乳製品はカルシウムの補給源に。発酵食品であるヨーグルトなどを。

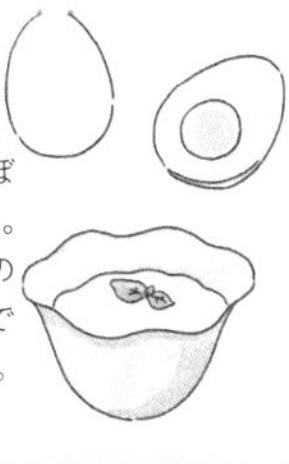

プロテインなどのサプリメント

栄養素は食事からとり入れるのが基本だが、それが難しかった場合にはサプリメントの力を借りてたんぱく質補給を。

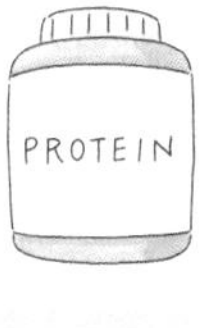

おすすめ食事法6

抗酸化食材で、細胞と血管をピカピカに

鉄などの金属が酸素と結びつくと、酸化によってさびてしまいます。これと同じように、私たちの体も酸化します。細胞が酸化の影響を受けると劣化し、血管もダメージを受け、体の老化につながっていくのです。

酸化を引き起こしているのは、細胞呼吸を低下させるとしてＰ64で紹介した活性酸素です。生きている限り、活性酸素は多かれ少なかれ発生するため、体は酸化のリスクから逃れることはできません。

とはいえ、体には活性酸素に対処できるシステムが備わっていて、日々、酸化と闘っています。体内で抗酸化物質をつくり出すことで、必要以上の活性酸素は除去してしまうのです。ただし、あまりに大量の活性酸素には対処しきれませんし、体内でつくられる抗酸化物質は年齢とともに減少していきます。

そこで頼りになるのが、抗酸化物質を豊富に含んだ野菜や果物などの抗酸化食材です。その種類はさまざまで、働きも少しずつ異なります。これらは、毎日の食事で意識的にとり入れていくことが大切。そうして、活性酸素に負けない、ピカピカな細胞と血管を維持していきましょう。

抗酸化物質が活性酸素をやっつける

大量に発生してしまうと細胞を酸化させる、活性酸素。
これを撃退してくれるのが、抗酸化物質です。

抗酸化ビタミン

抗酸化物質として代表的なのが、活性酸素への対抗力を持っている抗酸化ビタミン。緑黄色野菜に多く含まれているのが特徴。

ビタミンA

皮膚や粘膜を健やかに保つ。レバーなどに豊富。緑黄色野菜にはβカロテンが多く、これが体内でビタミンAになる。油脂に溶けやすいので、油とともにとり入れると効率的に吸収できる。

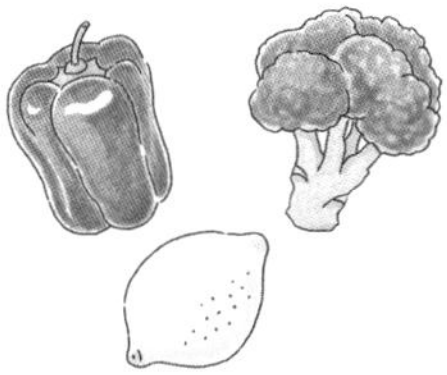

ビタミンE

細胞膜や、血液中のコレステロールの酸化を防ぐので、血管の若さを保つために大切。油脂に溶ける性質を持つ。ビタミンCとともにとることで働きが強まる。ナッツ類などに豊富。

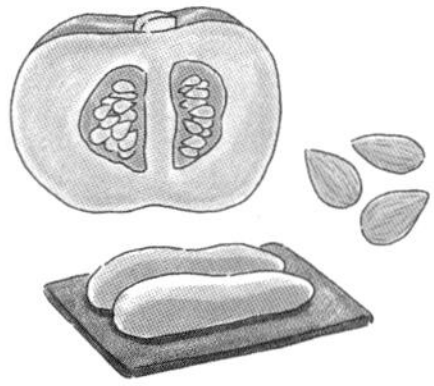

ビタミンC

抗酸化ビタミンの代表格。コラーゲンの生成にも関わり、美肌をつくる。緑黄色野菜や果物に豊富に含まれる。体内に貯蓄できないので、日々こまめにとり入れることが大切。

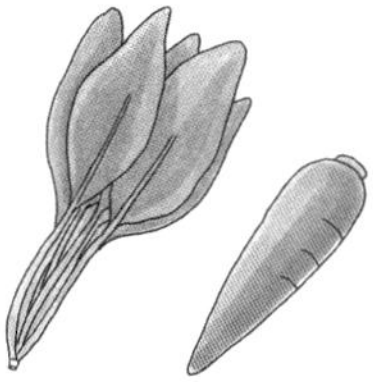

そのほかの抗酸化物質

植物や生物が、紫外線による酸化から身を守るためにつくる物質。色素の成分として含まれている。

アントシアニン

植物の色素。強い抗酸化作用を持ち、眼精疲労などによいとされる。ブルーベリー由来のものが有名だが、紫さつまいも由来のものも、肝機能改善効果によって注目されている。

ケルセチン

玉ねぎの皮などに含まれる色素。抗酸化作用が強く、生活習慣病予防によいとされる。また、末梢血管などで働き、紫外線によって血管が傷つくのを防ぐ効果があることがわかっている。

カテキン

緑茶の渋みの主成分。食事の際にとり入れると脂質の吸収が抑えられるため、ダイエット効果や血中コレステロールの抑制が期待される。抗菌効果もあることで、緑茶がうがいに使われる。

クロロフィル

植物の光合成に欠かせない物質。抗酸化力が強く、さまざまな生活習慣病への効果が認められている。食材を普通に食べても消化・分解できないので、サプリメントでとり入れるのがよい。

アスタキサンチン

えび、かにといった甲殻類の赤い色素。えびなどを食するさけにも多く含まれる。抗酸化作用はビタミンEの1000倍ともいわれ、血管の健康、目の調節機能アップなどによいとされる。

リコピン

植物の赤い色素成分。トマトに含まれるものが有名。抗酸化作用はビタミンEの100倍とされる。性質は、加熱に強く、油脂に溶ける。効率よく吸収するには、油とともにとり入れて。

おすすめ食事法7

「Tie2《タイツー》」を活性化させる3つの食材で、毛細血管を増やす

　毛細血管を強化し、増やす方法でとても手軽なのが、食材の力を借りることです。その食材とは、シナモン、ルイボスティー、ヒハツの3つ。なぜ、これらをとり入れると毛細血管が強化されるのかといえば、これらの食材には、毛細血管内にある「Ｔｉｅ2」という受容体を活性化させる働きがあるからです。

　ではここで、Ｐａｒｔ2で紹介した毛細血管の仕組みを思い出してみましょう。毛細血管は、内皮《ないひ》細胞と周皮《しゅうひ》細胞という2つの層で構成されていました。これらによって毛細血管は適度に締められ、また傷の修復が行われますが、加齢とともに細胞どうしの接着が弱まると、穴があいて血液が必要以上に漏れ出すようになってしまいます。こうして毛細血管はゴースト血管となり、減少していくのです。

　そんな毛細血管でもＴｉｅ2が活性化すれば、内皮細胞と周皮細胞の接着が強化され、血液が過度に漏れ出ることはなくなります。さらには、ゴースト化した毛細血管を元に戻すことも可能なのです。

　毎日の生活にシナモンやヒハツ、ルイボスティーをとり入れて、Ｔｉｅ2を活性化させ、健康な毛細血管を増やしていきましょう。それぞれの摂取量の目安は、左ページの通りです。

Tie2の働きと
その活性化に役立つ3つの食材

毛細血管強化のカギを握るTie2。その働きを活性化させる
3つの食材を知り、積極的にとり入れていきましょう。

Tie2とは

毛細血管の内皮細胞にある受容体。これが、周皮細胞の分泌物と結合することで、内皮細胞と周皮細胞の接着が強まる。Tie2を活性化させれば、加齢によって衰えた毛細血管が元気になり、ゴースト血管をよみがえらせることもできる。

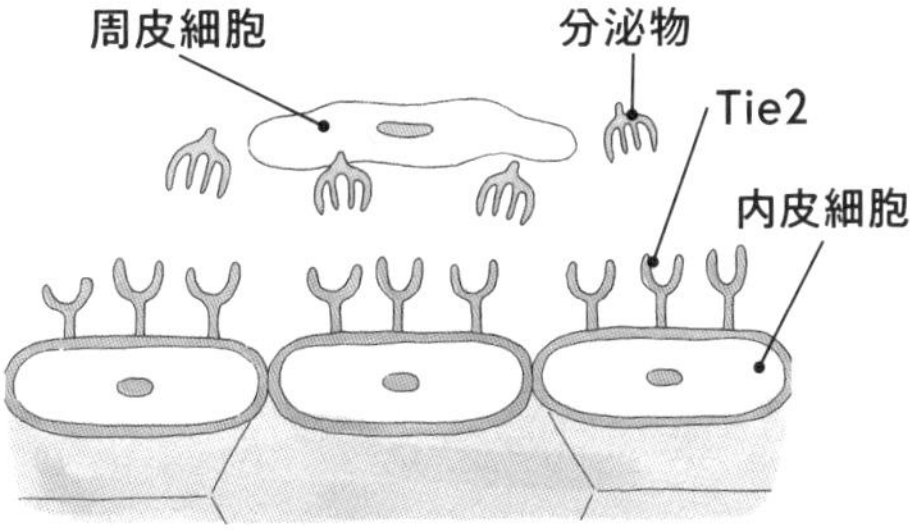

シナモン

肉桂というクスノキ科の樹皮からとれるスパイス。1日2g程度を限度とし、飲み物などに加えて日々とり入れるとよい。なお、妊娠中は控えたほうが安心。また、シナモンは大量摂取を続けると健康に悪影響が及ぶ可能性がある。

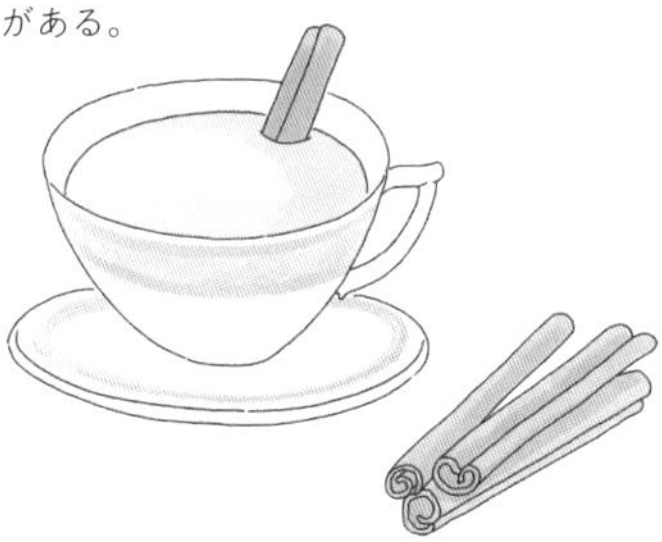

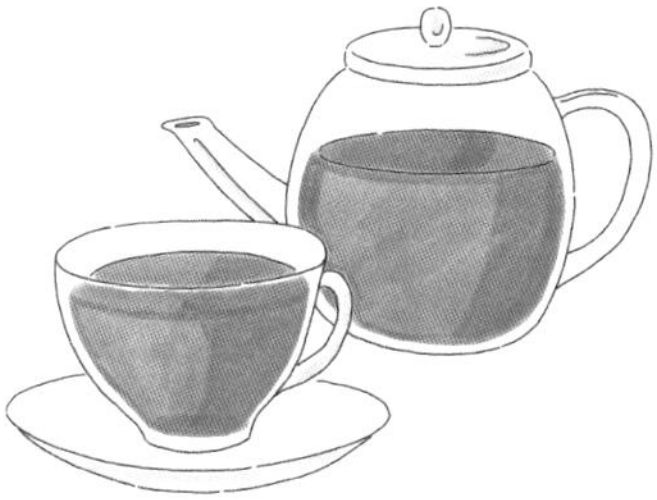

ルイボスティー

マメ科の植物の葉のお茶。抗酸化作用を持つポリフェノールや、人体に含まれる抗酸化物質に似た酵素であるSOD様酵素などを含んでいる。ノンカフェインかつ低タンニンで、眠りを妨げず胃にもやさしい。毎日カップ1杯を習慣に。

ヒハツ

コショウ科の植物。沖縄では「島コショウ」としておなじみ。成分のピパリンには、毛細血管を強くする作用が認められている。1日あたり数gをとり入れればOK。お好みの料理にスパイスとして加えて。

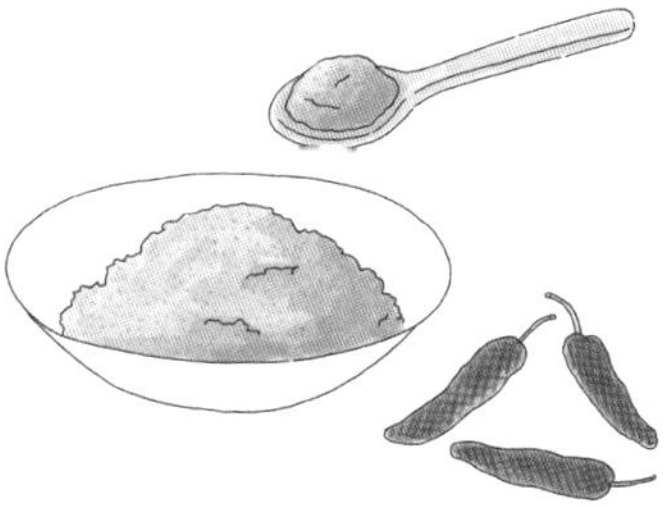

おすすめ食事法8

血管に負担をかけないように、工夫して食べる

ここまで、免疫機能の向上につながるさまざまな食材を紹介してきましたが、それらをただ食べればよいというわけではありません。どのように食べるか、ということも非常に重要です。

普段の食事で、おなかがペコペコのところからいきなり、ご飯やパンなどの主食を食べる、ほとんどかまないで早食いする、といったことが習慣になっていないでしょうか。こうした食べ方は、血糖値を急激に上昇させ、動脈硬化などにつながってしまいます。

そうならないように、食べ方を変えていきましょう。

まずは、食べる順番に注意すること。これには、食材それぞれのＧＩ値がポイントとなります。Ｐ１４４で、主食はＧＩ値の低いものを選ぶようにお伝えしましたが、おかずのＧＩ値も意識したいものです。基本的には、最初に野菜や海藻、次に豆や大豆製品、魚や肉、最後に主食やいも類、という順番を押さえておけば大丈夫です。

また、しっかりかんで腹八分目を意識することも大切。こうして食事のペースをゆっくりにすれば、過食を防げます。すると糖質の吸収速度が抑えられ、内臓や血管の負担は軽減。サーチュインという長寿遺伝子の活性化にもつながります。

食べ方で工夫したい2つのこと

食事は、何を食べるのかはもちろん、どのように食べるのかにも
気をつけ、血管の負担を軽減させていきましょう。

1

食べる順番に気をつける

GI値の低いものから順番に食べていくと、食事による血糖値の急激な上昇を抑えることができる。また、満腹感を得やすくもなる。最後に白ごはんだけを食べるのは味気ないという場合には、おかずを少しだけ残しておくとよい。

野菜、海藻などの食物繊維

GI値が低い、食物繊維を豊富に含むものから食べる。これにより、腸内での糖質や脂質の吸収が抑えられる。

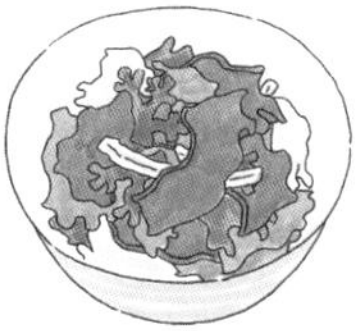

魚などのたんぱく質

たんぱく質のなかでも、GI値が30前後の豆類、納豆などを先に、次いで、GI値が40～50の魚や肉を食べると◎。

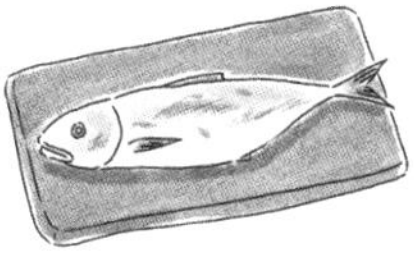

米などの炭水化物

炭水化物はGI値が高いので最後に。主食のほか、いも類やとうもろこしなどもこのタイミングで食べるのがベスト。

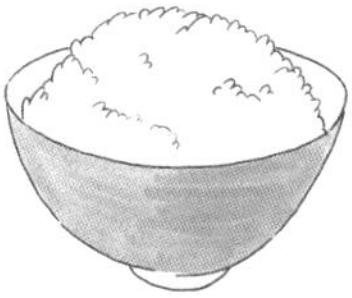

2

1回の食事量を減らし、リズムよく30回かむ

満腹になるまで食べると、そのすべてを消化・吸収することができず、胃腸に負担をかけてしまう。ひとくちごとに30回かむようにすれば、ゆっくり食べられるようになり、量が少なめの食事でも満足感を得やすくなる。また、かむことにはセロトニンを増やす効果もある。

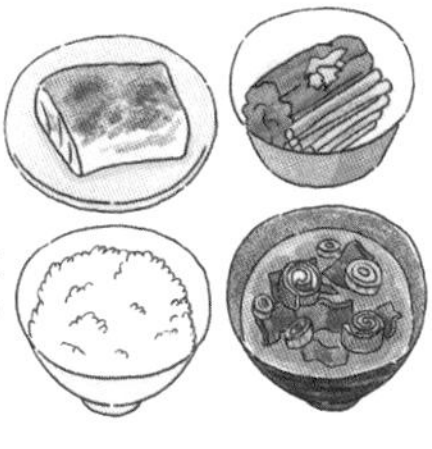

器を小さめのものにする

相対的に食事の量が多く感じられるようになるため、見た目の満足感がアップして食べすぎを防げる。

よくかんでゆっくり食べる

血糖値の上昇が抑えられるほか、食べすぎの防止にもつながる。唾液《だえき》とよく混ざることで、胃腸の負担も減らせる。

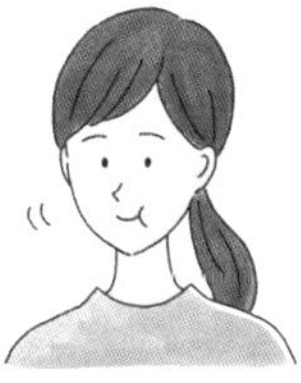

おすすめ食事法まとめ

免疫機能を強化する食事のポイント

日々の食事が、私たちの体をつくります。免疫機能を強くしていくためにも、健康的な食生活を意識し、日々、積み重ねていくことが大切です。ここまでに紹介してきた内容を振り返りながら、食事のタイミングや食材、量など、免疫機能によいポイントを押さえておきましょう。

まずはなんといっても、3食を規則正しく食べること。これが体内時計を整え、体本来のさまざまな力を引き出す第一歩になります。そして、食事の時間は毎日なるべく同じにしたいものです。

朝食に関しては、起床後1時間以内に食べることが最重要。一日の体内時計を正しく動かすために、起きたら朝日を浴び、時間をおかずに食べる習慣をつけましょう。食材は、朝食のポイントとしてあげたものをいろいろ組み合わせてみてください。

昼食は、たんぱく質を中心に好きなものを。野菜から食べる、食後のデザートはやめておやつの時間にまわすなど、食べ方を工夫するのがポイントです。

夕食は、遅くとも21時までに済ませるのが鉄則。睡眠中に消化器を休ませ、全身をメンテナンスする意識を持ち、なるべく早い時間に食べましょう。夕食のポイントであげている食材で、しっかり栄養補給してください。

朝食のポイント

体内時計のスイッチを入れる大切な食事。
朝食をしっかり食べると、一日のエネルギー代謝がよくなります。
必要な栄養素をここでとり入れておきましょう。

たんぱく質をとり入れる

たんぱく質は、細胞の材料になる栄養素で、免疫機能を高めたり毛細血管を増やしたりするために重要。睡眠ホルモンであるメラトニンの生成にもつながるので、朝食でとり入れると効果的。1食あたり100gが目安。消化に時間がかかるため、夕食では少なめにし、朝食と昼食では多めにするとよい。

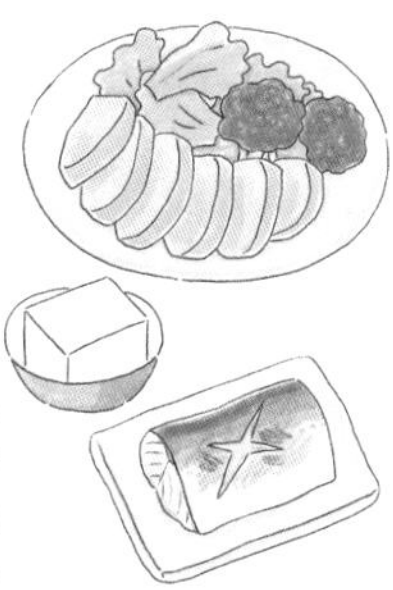

起床後1時間以内に食べる

朝食は、体内時計を毎朝リセットさせて正しく動かすために、欠かすことのできない習慣の一つ。毎日同じ時間に起き、そして同じ時間に朝食をとれば、体内時計が整い、自律神経や腸など全身が正しく働けるようになる。すると、互いによい影響を与えあって、免疫機能がアップするという好循環が生まれる。

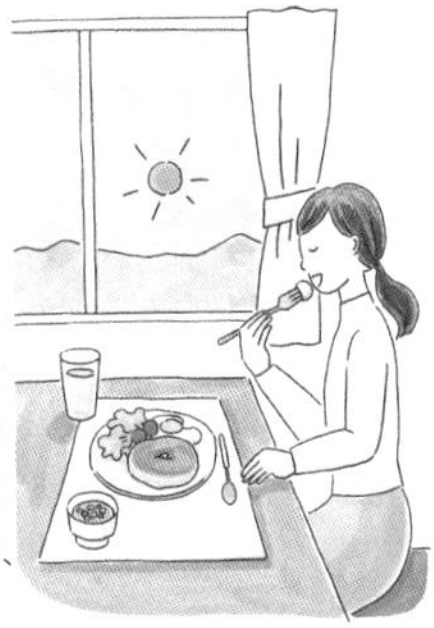

発酵食品をとり入れる

腸内細菌のえさになるほか、善玉菌を増やすのにも役立つ。ヨーグルト、納豆、漬け物など、朝食の定番メニューには発酵食品が多い。どれか一つと決めず、さまざまな発酵食品を毎日とり入れるようにするとよい。こうして、腸内細菌に多様性のある腸内環境をつくることが大切。

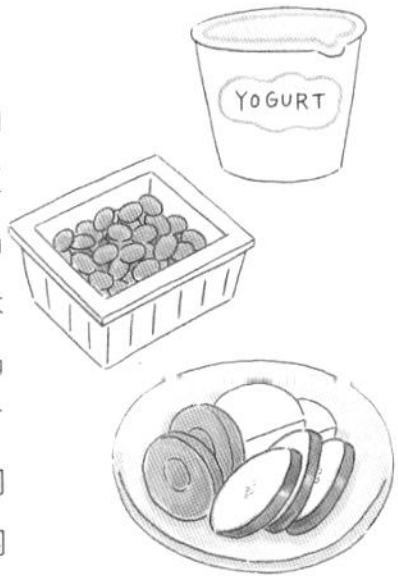

サラダや果物をとり入れる

抗酸化食材を積極的に摂取することも大切。サラダなら、生で食べたほうがよい、油とあわせて食べたほうがよい、といった特徴のある抗酸化食材も、しっかりとり入れられる。果物の果糖は、これから活動するためのエネルギー源。それでいて血糖値を急上昇させない、体にうれしい食材。

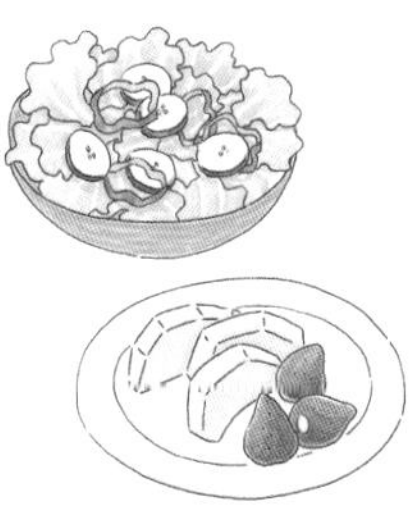

昼食のポイント

日中は活動量が多く代謝が高まるため、摂取カロリーが多少増えても消費できます。昼食は、さまざまな栄養素をとり入れるチャンス。ただし、食べ方の工夫は忘れずに。

ラーメン、丼物は具材から食べる

ラーメンや丼物は、栄養素が炭水化物に偏りがち。具材に野菜がたくさん入ったものを選び、野菜、肉、麺やご飯の順に食べるように。サラダなどを添えて先に食べるとさらによい。いずれにしても、よくかんでゆっくり食べるなど、血糖値の上昇を緩やかにする工夫で血管の負担を軽減して。

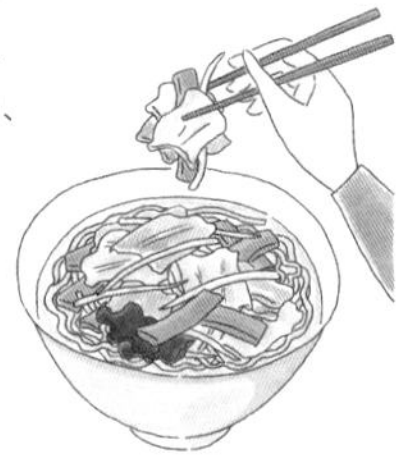

たんぱく質が豊富なメニューにする

朝食に引き続き、昼食もたんぱく質は多めに。特に、夕方に筋トレやウォーキングをするなら、それによって消費される分をしっかりチャージしておくように。食材としては、魚や大豆を積極的に、日によっては卵や肉もチョイスして、いろいろな種類のたんぱく質をとることが大切。

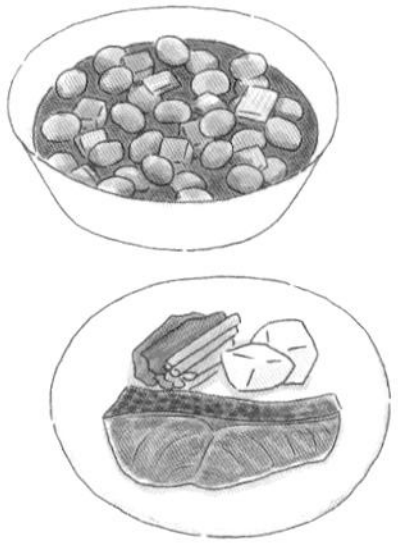

デザート、おやつは15時に

糖質を脂肪として体にため込みやすくする物質であるビーマル1《ワン》は、15時ごろに最も少なくなる。そのため、どうしても甘いものが食べたい場合は「3時のおやつ」がおすすめ。とはいえ、食べすぎると糖質オーバーになるので、量は少しだけに。なお、ビーマル1は深夜に多くなる。

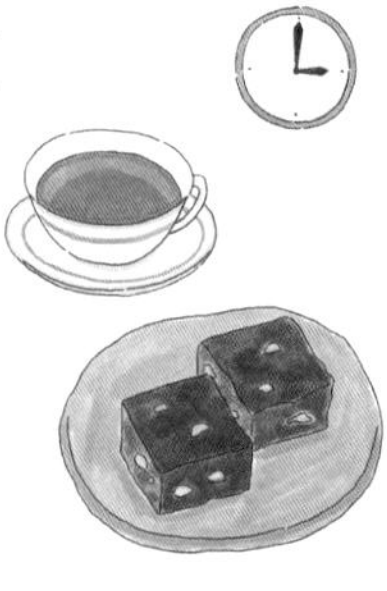

基本的に好きなものを食べてOK

日中は活動が高まっていてカロリーの消費量も多いため、あまり神経質にならず好きなものを食べてOK。炭水化物、脂質もバランスよくとり入れて。加えて、ビタミンやミネラル、食物繊維などさまざまな栄養素をとり入れるためには、定食タイプのメニューにするのがおすすめ。

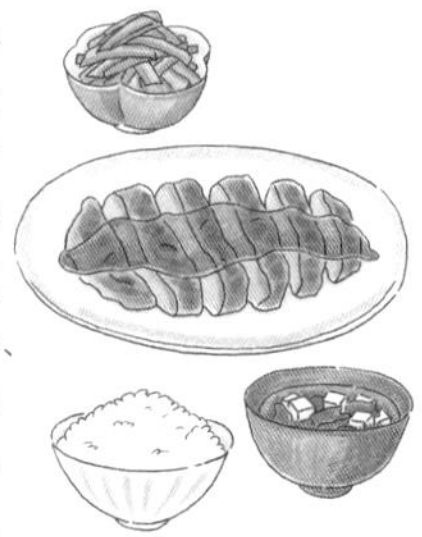

夕食のポイント

睡眠中に行われる、細胞の修復に必要な栄養素をしっかりとって。
眠っている間も胃腸を働かせることのないよう、
夕食は就寝3時間前までに済ませることが鉄則です。

カルシウムが豊富なおかずにする

睡眠中は成長ホルモンの働きにより、骨の生まれ変わりも活発に行われる。そのため、骨を強くするには夕食でカルシウムをしっかり補給するのが効果的。また、カルシウムの働きを助けるマグネシウムも大切。双方の栄養素をいっぺんにとり入れるには、ひじきや小魚がおすすめ。

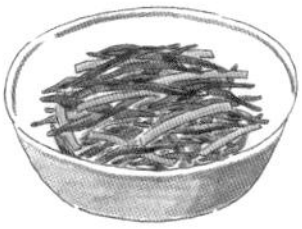

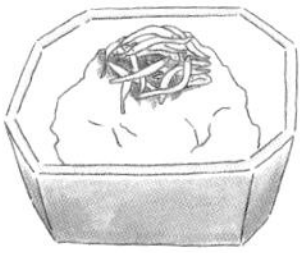

必ず野菜を食べる

野菜は、3食を通じて食べるようにすることが大切。特に睡眠中は細胞の修復や再生が行われるため、それに向けて必要なビタミンや抗酸化物質を、野菜からしっかり補給して。水溶性と不溶性、それぞれの食物繊維を2:1のバランスでとり入れることも意識できると理想的。

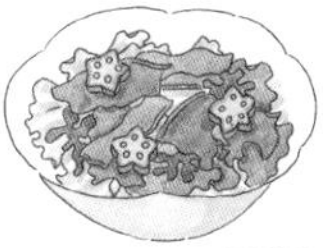

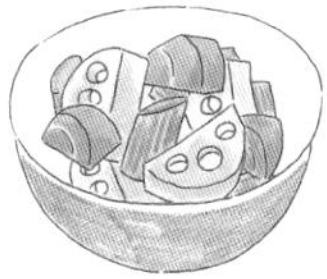

21時までに食べる

睡眠中に消化器が働くことになれば、睡眠が妨げられ、体内時計が乱れてしまう。これを避けるため、就寝する3時間前までには夕食を済ませておきたい。寝る前に消化が済んでいると、ほどよい空腹感によって成長ホルモンの分泌が活発になり、細胞の修復・再生が活発に行われる。

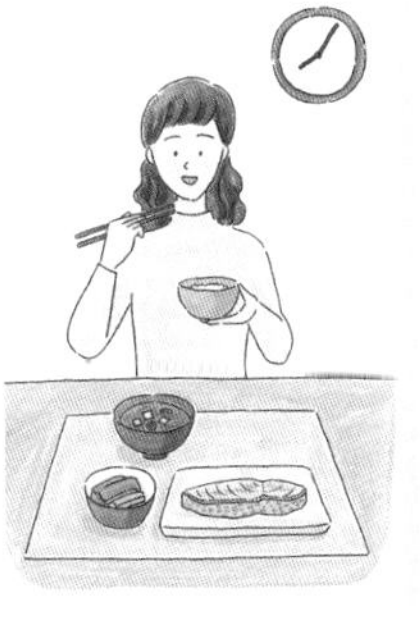

主食は玄米や雑穀米などを少量

夜はエネルギー消費が少なくなるため、夕食の主食は控えめにするのが望ましい。また、GI値が高くて血糖値を急上昇させる、白米や白いパンなど精製された穀物は避けたい。栄養豊富で食物繊維も多く含む玄米や雑穀米を、茶碗に軽く1杯くらいにとどめるようにするのがよい。

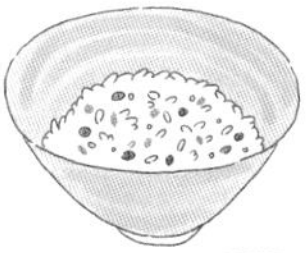

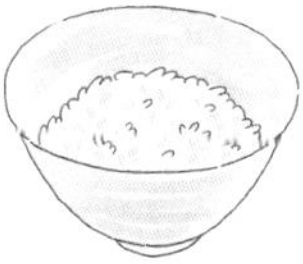

細胞呼吸を応用した新型コロナ治療薬開発について

ソルボンヌ大学医学部、ハーバード大学医学部において、筆者の研究チームは新型コロナウイルス感染症（以下COVID-19）、およびCOVID-19重症化のメカニズムに関する研究を継続し、これまでの生化学、免疫学領域の基礎研究をベースに、ミトコンドリアにおけるヘム生合成を活性化するプロセスでできる物質によって、SARS-CoV-2（COVID-19の原因ウイルス）を含むウイルス増殖（→P５）が抑えられ、COVID-19重症化に関与するサイトカインストーム（→P32）が抑制されるメカニズムを突き止めました（現在、国際的医学誌にて査読中。一部は2020年10月に開催されたAmerican Society of Nephrology学会総会にて発表）。また、ヘム生合成を活性化する薬剤の一つとして5-aminolevulinic acid（5-ALA）／sodium ferrous citrate（SFC）を特定し予備的な臨床研究を開始したところ、一定のPositiveなデータが得られました。

2020年10月29日、国立大学法人長崎大学において認定臨床研究審査倫理委員会の承認が得られ、5-ALAを用いたCOVID-19患者を対象とする特定臨床研究が開始されることになりました。

5-ALAはアミノ酸の一種であり、動植物の細胞内で生命活動に必要なエネルギーを産生する器官であるミトコンドリア（→P62）が機能する過程で役割を果たします。5-ALA／SFCは、本書で述べてきた細胞呼吸においても重要な役割を担っています。今回の研究では、全世界的に対策が急がれるCOVID-19に対しての効果や安全性の検証が行われます。

＊2021年4月現在

参考文献

1. H. Negoro et al. Inhibition of hydroxymethylglutaryl-coenzyme a reductase reduces Th1 development and promotes Th2 development. Circulation Research 93(10) 948 - 56 2003

2. H.Negoro et al. Endogenous prostaglandin D2 synthesis reduces an increase in plasminogen activator inhibitor-1 following interleukin stimulation in bovine endothelial cells. Journal of hypertension 20(7) 1347 - 54 2002

3. H.Negoro et al. Endogenous prostaglandin D(2) synthesis decreases vascular cell adhesion molecule-1 expression in human umbilical vein endothelial cells.
Life sciences 78(1) 22 - 9 2005

4. H. Negoro et al. H2O2 activates G protein, α 12 to disrupt the junctional complex and enhance ischemia reperfusion injury.
Proceedings of the National Academy of Sciences of the United States of America 109(17) 6680 - 5 2012

5. H.Negoro et al. Galpha12 regulates protein interactions within the MDCK cell tight junction and inhibits tight-junction assembly. Journal of cell science 121(Pt 6) 814 - 24 2008

6. S. Frank, et. al. In vitro efficacy of a povidone-iodine nasal antiseptic for rapid inactivation of SARS-CoV-2. JAMA Otolaryngol Head Neck Surg, 2020, 146, 11, 1054- 1058, November, 2020.

7. N. V. Doremalen, et. al. Aerosol and surface stability of SARS-CoV-2 as compared with SARS-CoV-1. New Engl J Med, 382, 16, 1564-1567, April 16, 2020.

8. M. Riediker, et. al. Estimation of viral aerosol emission from simulated individuals with asymptomatic to moderate coronavirus disease 2019. JAMA Network Open, 2020;3(7)

9. A. W. H. Chin, et. al. Stability of SARS-CoV-2 in different environment conditions. Lancet Microbe, 2020, April 2, 2020.

10. V. Stadnytskyi, et. al. The airborne lifetime of small speech droplets and their potential importance in SARS-CoV-2 transmission. PRNS, 117, 22, 11875-11877, June 2, 2020.

11. A Sariol et al. Lessons for COVID-19 Immunity from Other Coronavirus Infections. Immunity. 2020 Aug 18;53(2):248-263

12. E Stephen-Victor et al. Potential of regulatory T-cell-based therapies in the management of severe COVID-19. Eur Respir J Sep; 56(3) 2020

13. N. Mangalmurti et al. Cytokine Storms: Understanding COVID-19. Immunity 53, July 14, 2020

14. H Kim et al. COVID-19 illness in relation to sleep and burnout. bmjnph 22 March, 2021

15. P. Arunachalam et al. Systems biological assessment of immunity to mild versus severe COVID-19 infection in humans. Science 369, 1210–1220 (2020)

16. The Severe Covid-19 GWAS Group. Genomewide Association Study of Severe Covid-19 with Respiratory Failure. N Engl J Med 2020 Oct 15;383(16):1522-1534

17. D. K. Chu, et. al. Physical distancing, face mask, and eye protection to prevent person-to-person transmission of SARS-CoV-2 and COVID-19: a systematic review and meta-analysis. Lancet, 395, 10242, 1973-1987, June 27, 2020.

18. N. H. L. Leung, et. al. Respiratory virus shedding in exhaled breath and efficacy of face masks. Nature Med, 26, 676-680, May, 2020.

19. M.-C. Kim, et. al. Duration of culturable SARS-CoV-2 in hospitalized patients with Covid-19. N Engl J Med, 384, 7, 671-673, February 18, 2021.

20. B. Choi, et. al. Persistence and evolution of SARS-CoV-2 in an immunocompromised host. N Engl J Med, 383, 23, 2291-2293, December 3, 2020.

21. S. Zheng, et. al. Viral load dynamics and disease severity in patients infected with SARS-CoV-2 in Zhejiang province, China, January-March 2020: retrospective cohort study. BMJ 2020;369:m1443.

22. G. Destras, et. al. Systematic SARS-CoV-2 screening in cerebrospinal fluid during the COVID-19 pandemic. Lancet Microbe, June 11, 2020.

23. L. K. Vibholm, et. al. SARS-CoV-2 persistence is associated with antigen-specific CD8 T-cell responses. EbioMed, 64, 103230, February 1, 2021.

24. M. L. Bastos, et. al. Diagnostic accuracy of serological tests for covid-19: systematic review and meta-analysis. BMJ 2020;370:m2516, July 1, 2020.

25. F. Amanat, et. al. A serological assay to detect SARS-CoV- 2 seroconversions in humans. Nature Med, 26, 1033-1036, July, 2020.

26. B. A. Rabe, et. al. SARS-Co-2 detection using an isothermal amplification reaction and a rapid, inexpensive protocol for sample inactivation and purification. PRNS, 117, 39, 24450-24458, September 29, 2020.

27. H. Pan, et. al. Repurposed antiviral drugs for COVID-19 —interim WHO Solidary trial results. N Engl J Med, 384, 6, 497-511, February 11, 2021.

28. R. AC Siemieniuk, et. al. Drug treatments for COVID-19: living systematic review and network meta-analysis. BMJ 2020;370:m2980.

29. A. C. Kalil, et. al. Baricitinib plus remdesivir for hospitalized adults with Covid-19. N Engl J Med, 384, 9,795-807, March 4, 2021.

30. B. Cao, et. al. A trial of Lopinavir-Ritonavir in adults hospitalized with severe Covid19. N Engl J Med, 382, 19, 1787-1799, May 7, 2020.

31. D. R. Boulware, et. al. A randomized trial of hydroxychloroquine as postexposure prophylaxis for Covid-19. N Engl J Med, 383; 6, 517-525, August 6, 2020.

32. The RECOVERY Collaborative Group. Effect of hydroxychloroquine in hospitalized patients with Covid-19. N Engl J Med, 383, 21, 2030-2040, November 19, 2020.

33. J. Geleris, et. al. Observational study of hydroxychloroquine in hospitalized patients with Covid-19. N Engl J Med, 382, 25, 2411-2418, June 18, 2020.

34. D. B. Shrestha, et. al. Favipiravir versus other antiviral or standard of care for COVID-19 treatment: a rapid systematic review and meta-analysis. Virol J, (2020) 17:141, 2020.

35. N. Wang, et. al. Retrospective multicenter cohort study show early interferon therapy is associated with favorable clinical responses in COVID-19 patients. Cell Host Microbe, 28, 1-10, October 7, 2020.

36. J. C. Rajter, et. al. Use of ivermectin is associated with lower mortality in hospitalized patients with coronavirus disease 2019. The Ivermectin in COVID Nineteen Study. Chest, 159, 1, 85-92, 2021.

37. P. F. Laterre, et. al. Association of interleukin 7 immunotherapy with lymphocyte counts among patients with severe coronavirus disease 2019 (COVID-19). JAMA Network Open, 2020;3(7)

38. RECOVERY Collaborative Group. Dexamethasone in hospitalized patients with COVID-19. N Engl J Med, 384, 8, 693-704, February 25, 2021.

39. The REMAP-CA Investigators. Inteleukin-6 receptor antagonists in critically ill patients with Covid-19. N Engl J Med, February 25 (online), 2021.

40. J. H. Stone, et. al. Efficacy of tocilizumab in patients hospitalized with Covid-19. N Engl J Med, 383, 24, 2333-2344, December 10, 2020.

41. C. T. Rentsch, et. al. Early initiation of prophylactic anticoagulation for prevention of coronavirus disease 2019 mortality in patients admitted to hospital in the United States: cohort study. BMJ 2021;372; n311, February 1 (online), 2021.

42. P. Chen, et. al. SARS-CoV-2 neutralizing antibody LY-CoV555 in outpatients with Covid-19. N Engl J Med, 384, 3, 229-237, January 21, 2021

43. ACTIV-3/TICO LY-CoV555 Study Group. A neutralizing monoclonal antibody for hospitalized patients with Covid-19. N Engl J Med, 384, 10, 905-914, March 11, 2020.

44. J. V. Lazarus, et. al. A global survey of potential acceptance of a COVID-19 vaccine. Nature Med, October 20 (online), 2020. Autor correction. Nature Med, January 11 (online), 2021.

45. L. A. Jackson, et. al. An mRNA Vaccine against SARS-CoV-2—Preliminary Report. N Engl J Med, 383, 20, 1920-1931, November 12, 2020.

46. P. M. Folegatti, et. al. Safety and immunogenicity of the ChAdOx1 nCoV-19 vaccineagainst SARS-CoV-2: a preliminary report of a phase 1/2, single-blind, randomized controlled trial. Lancet, 396, 10249, 467-478, August 15, 2020.

47. M. N. Ramasamy, et. al. Safety and immunogenicity of ChAdOx1 nCoV-19 vaccine administered in a prime-boost regimen in young and old adults (COV002): a singleblind, randomized, controlled, phase 2/3 trial. Lancet, 396, 10267, 1979-1993, December 19, 2020.

48. K. J. Ewer, et. al. T cell and antibody responses induced by a single dose of CHAdOx1 nCoV-19 (AZD1222) vaccine in a phase 1/2 clinical trial. Nature Med, December 17 (online), 2020.

49. M. J. Mulligan, et. al. Phase 1/2 study of COVID-19 RNA vaccine BNT162b1 in adults. Nature, 586, 589-593, October 22, 2020.

50. F. P. Polack, et. al. Safety and efficacy of the BNT162b2 mRNA Covid-19 vaccine. N Engl J Med, 383, 2603-2615, December 31, 2020.

51. U. Sahin, et. al. COVID-19 vaccine BNT162b1 elicits human antibody and TH1Tcell responses. Nature, 586, 594-599, October 22, 2020.

52. . M. Saad-Roy, et. al. Epidemiological and evolutionary considerations of SARS CoV-2 vaccine dosing regimens. Science, March 9 (first release), 2021.

53. A. Muik, et. ak. Neutralization of SARS-CoV-2 lineage B.1.1.7 psudovirus by BNT162b2 vaccine-elicited human sera. Science, January 29 (first release), 2021.

54. K. Wu, et. al. Serum neutralization activity elicited by mRNA-1273 vaccine— Preliminary report. N Engl J Med, February 17 (online), 2021.

55. R. E. Chen, et. al. Resistance of SARS-CoV-2 variants to neutralization by monoclonal and serum-derived polyclonal antibodies. Nature Med, March 4 (online), 2021.

56. C. Keech, et. al. Phase 1-2 trial of a SARS-CoV-2 recombinant spike protein nanoparticle vaccine. N Engl J Med, 383, 24, 2320-2332, December 10, 2020.

57. M. Tan, et. al. Immunopathological characteristics of coronavirus disease 2019 cases in Guangzhou, China. Immunology, 160, 261-268, 2020.

58. X. Zhang, et. al. Viral host factors related to the clinical outcome of COVID-19. Nature, May 20 (online), 2020.

59. M. Liao, Single-cell landscape of bronchoalveolar immune cells in patients with COVID-19. Nature Med, May 11 (online), 2020.

60. A. Grifoni, et. al. Targets of T cell responses to SARS-CoV-2 coronavirus in humans with COVID-19 disease and unexposed individuals. Cell, 181, 7, 1489-1501.e15, June 25, 2020

61. D. Weiskopf, et. al. Phenotype and kinetics of SARS-CoV-2-specific T cells in COVID-19 patients with acute respiratory distress syndrome. Science Immunol, 5, 48, eabd2071, June 26 (first erelease), 2020.

62. N. Le Bert, et.al. SARS-CoV-2-specific T cell immunity in cases of COVID-19 and SARS, and uninfected controls. Nature, 584, 457-462, August 20, 2020.

63. J. Braun, et. al. SARS-CoV-2-reactive T cells in healthy donors and patients with COVID-19. Nature, 587, 270-274, November 12, 2020.

64. J. Mateus, et. al. Selective and cross-reactive SARS-CoV-2 T cell epitopes in unexposed humans. Science, August 4 (online), 2020.

65. A. Bonifacius, et. al. COVID-19 immune signatures reveal stable antiviral T cell function despite declining humoral responses. Immunity, February 9 (online), 2021.

66. T. Sekine, et. al. Robust T cell immunity in convalescent individuals with asymptomatic or mild COVID-19. Cell, August 14 (online), 2020.

67. J. A. Jino, et. al. Humoral and circulationg follicular helper T cell responses in recovered patients with COVID-19. Nature Med, July 13 (online), 2020.

68. L. Kuri-Cervantes, et. al. Comprehensive mapping of immune perturbations associated with severe COVID-19. Science Immunol, July 15(first release), 2020.

69. ･The relaxation effect of prolonged expiratory breathing. Komori T. Ment Illn. 2018 May 16;10(1):7669.

70. Vagal Mediation of Low-Frequency Heart Rate Variability During Slow Yogic Breathing.
Kromenacker BW, Sanova AA, Marcus FI, Allen JJB, Lane RD. Psychosom Med. 2018 Jul/Aug;80(6):581-587.

71. One difference between endurance athletes and non athletes is decreased ventilatory responsiveness to hypoxia (low oxygen) and hypercapnia (higher carbon dioxide)." Scoggin CH, Doekel RD, Kryger MH, Zwillich CW, Weil JV. Familial aspects of decreased hypoxic drive in endurance athletes. J Appl Physio. 1978 Mar;44(3):464–8.

72. Breath holding endurance: stability over time and relationship with self-assessed persistence. Heliyon 3 (2017) e00398. Daisy G.Y. Thompson-Lakea,*, Richard De La Garza IIb, Peter Hajeka

73. ･The relationship between exercise capacity and different functional markers in pulmonary rehabilitation for COPD Maria Kerti Zsuzsanna Balogh Krisztina Kelemen Janos T Varga International Journal of COPD 2018:13 717–724

74. Mindfulness practice leads to increases in regional brain gray matter density. Hölzel BK, Carmody J, Vangel M, Congleton C, Yerramsetti SM, Gard T, Lazar SW. Psychiatry Res. 2011 Jan 30;191(1):36-43.

75. Russo MA, Santarelli DM, O'Rourke D. The physiological effects of slow breathing in the healthy human. Breathe (Sheff) 2017;13:298-309. 2.

76. Martarelli D, Cocchioni M, Scuri S, et al. Diaphragmatic breathing reduces postprandial oxidative stress. J Altern Comlement Med. 2011;17:623-8.

77. Red blood cell pH, the Bohr effect, and other oxygenation-linked phenomena in blood O2 and CO2 transport. Jensen FB. Acta Physiol Scand. 2004 Nov;182(3):215-27. Review.

世界的な新型コロナウイルスの流行は一向に収まる気配がなく、医学研究対象のみならず、世界中の至るところで仕事の仕方、日常の過ごし方が大きく変化しています。幸い、テクノロジーの進歩でリモートワークも可能となり、リモート講義やリモート会議、リモート診療すら現実的なものとなっているため、新型コロナによるさまざまな制約のなかでも、ある程度、効率的に仕事が成立する時代といえます。

新型コロナウイルスの流行をきっかけに導入された特殊な仕事スタイルや生活スタイルでは、通勤時間を削れたり、いつでもどこでも仕事ができたりと、歓迎される部分も少なくありませんでした。しかし、テクノロジーに頼りすぎた生活を送ると、長い時間をかけて習慣化されてきた人としての生活は一変し、人体にとっては思わぬ弊害も起きます。一見、通勤しないで家の中で仕事が完結することはとても便利ですが、それによって体を動かす時間が大幅に減少すると、自律神経や体内時計が乱れます。結果的に睡眠の質の低下を招き、健康やメンタルの状態を害することになるのです。

私は免疫の生理学的・分子生物学的なメカニズムをはじめ、新型コロナウイルス治療に結び付くメカニズムに関する研究など、今現在も日々さまざまな研究を国内外にて進めていますが、そのような研究や臨床活動のなかでいつも行き着くのが、私たちの体自体の素晴らしさについてです。世の中には科学の進歩で多くの便利なものが登場していますが、一番精緻にできているのは人の体であり、体本来の力を引き出すことこそが、健康的で実りのある生活を送るうえで最も大切だと思います。それは免疫機能を高めることにもなり、新型コロナウイルスを克服する最大のヒントは、私たちの体の中にあるといっても過言ではないでしょう。

本書の執筆にあたって、これまでの免疫に関係する研究成果や最新の研究成果を、できるだけ正確にわかりやすく解説しつつ、日常でできることと結び付けて、即戦力として役立つ内容にすることを心がけました。できることはぜひ今日からでも生活にとり入れて、体本来の力を高めてください。それによって新型コロナウイルスによる逆境を跳ねのけて、むしろ今までよりも健康になっていただければと思います。本書が、さまざまな感染や病気から身を守り、より健康になるための一助となれば、著者として医師として、何よりもうれしいです。最後に、本書執筆にあたって大きく貢献していただいた、丸山みき様、森香織様に心より感謝の意を表します。

2021年4月　根来秀行

Dedicated to
Hisao, Chiwako, Yoshie, Akiko,
Machiko, Nicolas, Timothée and Alexandre Negoro,
Barry Brenner, Joseph Bonventre,
Bradley Denker, Jeremy Duffield, Jing Zhou, Martin Pollak,
Vijay Yanamadala, Christos Chatziantoniou,
Mohammed Razzaque
Stefanos Kales, Charles Czeisler, Jeanne Duffy,
David Sinclair, Jack Szostak

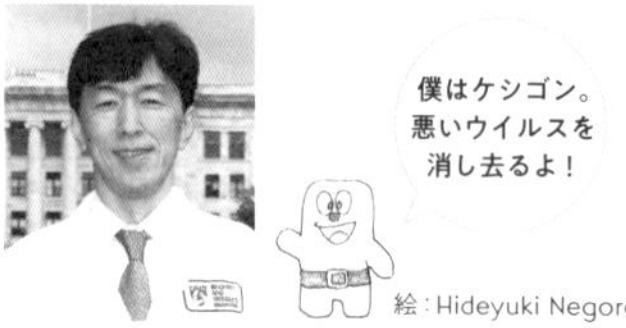

絵：Hideyuki Negoro

根《ね》来《ごろ》秀《ひで》行《ゆき》

医師、医学博士。東京大学大学院医学系研究科内科学専攻博士課程修了。ハーバード大学医学部客員教授（Harvard PKD Center Collaborator, Visiting Professor）、ソルボンヌ大学医学部客員教授、奈良県立医科大学医学部客員教授、信州大学特任教授、事業構想大学院大学理事・教授。専門は内科学、腎臓病学、抗加齢医学、睡眠医学など多岐にわたり、最先端の臨床・研究・医学教育の分野で国際的に活躍中。2012年に急性腎不全の仕組みの一部を解明し、『PNAS（米国科学アカデミー紀要）』に発表。NHKなどのテレビ、新聞各紙をはじめ、各種メディアでトップニュースとして報道される。2020年初めより新型コロナウイルスが世界的に広まるなか、これまで行ってきたG protein、細胞内転写因子、毛細血管などに関する基礎的研究を応用し、新型コロナ治療のメカニズムに関する研究も進める。新型コロナウイルスの治療薬候補を数種類突き止め、現在、臨床治験も開始している。『ウイルスから体を守る』（サンマーク出版）、『病まないための細胞呼吸レッスン』（集英社）、『ハーバード＆ソルボンヌ大学根来教授の超呼吸法』（KADOKAWA）、『「毛細血管」は増やすが勝ち！』（集英社）、など著書多数。

負《ま》けないからだをつくる

新《あたら》しい免《めん》疫《えき》力《りょく》の教《きょう》科《か》書《しょ》

2021年4月30日　第1刷発行

著者
根来秀行

編者
朝日新聞出版

発行者
橋田真琴

発行所
朝日新聞出版
〒104-8011 東京都中央区築地5-3-2
電話　03-5541-8996（編集）
　　　03-5540-7793（販売）

印刷所
大日本印刷株式会社

ISBN 978-4-02-334020-6

定価はカバーに表示してあります。
落丁・乱丁の場合は弊社業務部（電話03-5540-7800）へご連絡ください。
送料弊社負担にてお取り替えいたします。

デザイン
三木俊一＋高見朋子（文京図案室）

イラスト
momo irone／井上明香／今井夏子

編集・構成
丸山みき（SORA企画）

編集アシスタント
柿本ちひろ（SORA企画）

編集協力
圓岡志麻

企画・編集
森 香織（朝日新聞出版 生活・文化編集部）